Matthias Stanjek

**Analsye des Organspenderpotentials am Universitätsklinikum Essen**

Matthias Stanjek

# Analsye des Organspenderpotentials am Universitätsklinikum Essen

## Eine Studie an einem Klinikum der Maximalversorgung

Südwestdeutscher Verlag für Hochschulschriften

**Imprint**
Any brand names and product names mentioned in this book are subject to trademark, brand or patent protection and are trademarks or registered trademarks of their respective holders. The use of brand names, product names, common names, trade names, product descriptions etc. even without a particular marking in this work is in no way to be construed to mean that such names may be regarded as unrestricted in respect of trademark and brand protection legislation and could thus be used by anyone.

Publisher:
Südwestdeutscher Verlag für Hochschulschriften
is a trademark of
Dodo Books Indian Ocean Ltd., member of the OmniScriptum S.R.L Publishing group
str. A.Russo 15, of. 61, Chisinau-2068, Republic of Moldova Europe
Printed at: see last page
**ISBN: 978-3-8381-2562-6**

Zugl. / Approved by: Essen, Universität Duisburg-Essen, Diss., 2010

Copyright © Matthias Stanjek
Copyright © 2011 Dodo Books Indian Ocean Ltd., member of the OmniScriptum S.R.L Publishing group

# INHALTSVERZEICHNIS:

| | | | |
|---|---|---|---|
| **1** | **Einleitung** | | **3** |
| | 1.1 | Hintergrund: Organmangel | 3 |
| | 1.2 | Organisation | 6 |
| | 1.2.1 | Deutsche Stiftung Organtransplantation | 6 |
| | 1.2.2 | Eurotransplant International Foundation | 7 |
| | 1.3 | Hirntoddiagnostik | 8 |
| | 1.4 | Fragestellung der Arbeit | 11 |
| **2** | **Patienten und Methodik** | | **13** |
| | 2.1 | Patienten | 13 |
| | 2.2 | Einschlusskriterien und Ausschlusskriterien | 13 |
| | 2.3 | Erhebungsbogen | 14 |
| | 2.4 | Gruppeneinteilung | 17 |
| | 2.5 | Ziel der Studie | 18 |
| | 2.6 | Statistik | 18 |
| **3** | **Ergebnisse** | | **19** |
| | 3.1 | Gruppeneinteilung | 19 |
| | 3.1.1 | Gruppe A – Verstorbene auf Intensivstation mit primärer oder sekundärer Hirnschädigung | 20 |
| | 3.1.2 | Gruppe B – Verstorbene ohne medizinische Kontraindikationen | 25 |
| | 3.1.3 | Gruppe C – Verstorbene mit abgeschlossener Hirntoddiagnostik | 28 |
| | 3.1.4 | Gruppe D – Realisierte Organspender | 31 |
| **4** | **Diskussion** | | **36** |
| **5** | **Zusammenfassung** | | **46** |
| **6** | **Literaturverzeichnis** | | **47** |
| **7** | **Abkürzungsverzeichnis** | | **58** |

| 8 | **Anhang** | **60** |
| 9 | **Danksagung** | **80** |

# 1 Einleitung

## 1.1 Hintergrund: Organmangel

Nach wie vor besteht in Deutschland eine große Diskrepanz zwischen der Verfügbarkeit für eine Transplantation geeigneter Organe und der Anzahl der auf eine Transplantation wartenden Patienten. Die Warteliste nahm dabei in den letzten 17 Jahren um etwa 45% zu *(Hesse, Waage, 2009a; Hesse, Waage, 2009b; Heuer et al., 2009b; Rodrigue et al., 2009)* (*s. Abb. 1*).

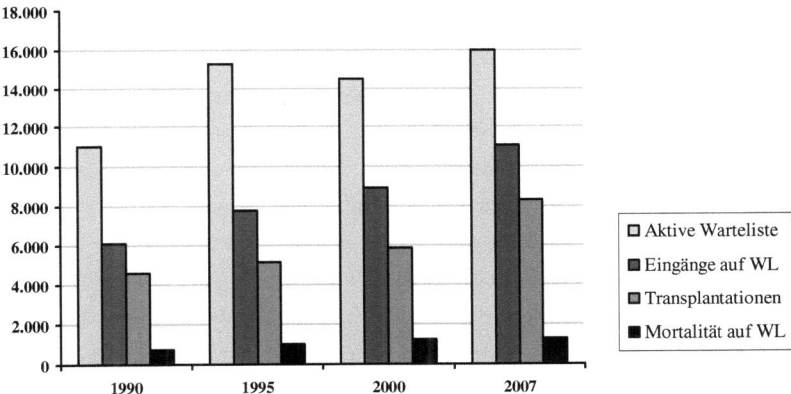

**Abbildung 1: Dynamik der Warteliste (WL) im Eurotransplant Verbund der letzten Jahre (Cohen B, Persijn G, 2001; Cohen B et al., 1995; Cohen B et al., 1996; Oosterlle, Rahmel, 2008; Oosterlle et al., 2007)**

Derzeit stehen in Deutschland über 12.000 Patienten auf der Warteliste. Der Mangel an geeigneten Spenderorganen hat zur Folge, dass in Deutschland jedes Jahr mehr als 1.000 Patienten auf der Warteliste für eine Transplantation versterben. Damit sterben im Durchschnitt täglich 3 Patienten, weil sie nicht zeitgerecht ein passendes Organ erhalten. Gleichzeitig gibt es in Deutschland ein Organspenderpotenzial, welches nicht ausgeschöpft wird *(Weber, Napieralski, 1999; Wesslau et al., 2006)*.

Auch die in letzter Zeit weiterentwickelten Verfahren, wie Nieren- und Leber-Lebendspende sowie Split-Leber-Transplantation, konnten die Anzahl der zu transplantierenden Organe nur bedingt steigern. Auch mit diesen Verfahren kann der stetig steigende Bedarf nur unzureichend gedeckt werden *(Heuer et al., 2009a; Paul et al., 2007; Pichlmayr et al., 1988)*.

Im Jahr 2008 gab es in Deutschland 14,6 Organspender / 1 Millionen Einwohnern. Allerdings liegt die Rate an Organspendern bei ähnlichen soziokulturellen Verhältnissen in vielen unserer europäischen

Nachbarländer deutlich höher. Beispielhaft hatte Spanien 2007 mit 34 Organspendern / 1 Millionen Einwohnern in Europa die mit Abstand höchste postmortale Organspenderrate *(s. **Abb. 2**)*. Deutschland bewegt sich dagegen im europäischen und internationalen Vergleich nur im unteren Drittel *(Blome et al., 2008a; Seiler et al., 2006)*. Nach Umfragen in deutschen Bevölkerungsgruppen wünschten sich jedoch 88-93% eine Organtransplantation im Bedarfsfall. Aber lediglich 52-58% der Befragten sind zu einer postmortalen Organspende bereit *(Wesslau et al., 2007)*. Diese eindeutige Diskrepanz zwischen „Nehmen" und „Geben" ist weiterhin unklar, führt aber letztlich zum Organspendermangel *(Heuer et al., 2009b)*.

Außerdem stellt die gerechte und erfolgsorientierte Zuteilung der Organe eine schwierige Aufgabe dar, so dass sich die Mediziner vorerst selbst verpflichtend auf Regeln und Grundsätze einigten, den sog. Transplantationskodex *(Spirigatis, 1997)*. Auf Grundlage dieses bestehenden Kodexes basiert das heute angewandte deutsche Transplantationsgesetz (TPG), das am 1. Dezember 1997 in Kraft trat. Es regelt die Organtransplantation von der Spende bis hin zur Transplantation. Mit der Umsetzung der EU-Geweberichtlinie wurde das TPG durch Einbeziehung von Regelungen zur Gewebetransplantation erweitert *(Junge, 2001; Transplantationsgesetz, 2007)*. Seitdem gilt es auch für die Übertragung von menschlichen Geweben und Zellen. Jedes Land definiert seine eigene gesetzliche Regelung zur Organspende, man unterscheidet sechs verschiedene Varianten, die als gesetzliche Grundlage für die Durchführung einer Organspende dienen können. Grundsätzlich unterscheidet man dabei zwischen Zustimmungs-, Widerspruchs-, Informations- und Notstandslösung.

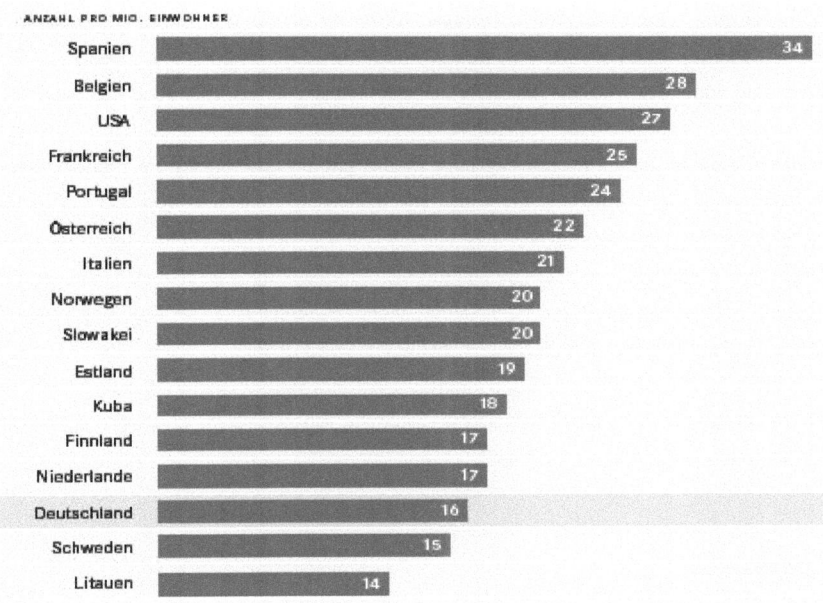

**Abbildung 2: Internationaler Vergleich der postmortalen Organspender** *(Hesse, Waage, 2009a)*

In Deutschland wird die erweiterte Zustimmungsregelung angewendet. Dabei kann sich der Verstorbene zu Lebzeiten bereiterklärt haben, nach seinem Tod Organe spenden zu wollen. Dies sollte idealerweise schriftlich erfolgen, zum Beispiel in Form eines Organspendeausweises oder als Teilaspekt einer Patientenverfügung. Der Unterschied zur einfachen Zustimmungsregelung besteht darin, dass hierbei die Angehörigen noch nach Feststellung des Hirntodes einer Organspende zustimmen können. Entscheidungsgrundlage kann dabei der mutmaßliche Wille des Verstorbenen sein. Die einfache Zustimmungsregelung findet sich nur in Japan, wobei den Angehörigen noch ein Widerspruchsrecht gewährt wird. Die erweiterte Zustimmungslösung wird etwa in Australien, Dänemark, Deutschland, Großbritannien, Irland, Island, Jugoslawien, Litauen (ohne Gesetz), Malta, Niederlande, Rumänien, Schweiz, Türkei, USA und Weißrussland praktiziert.

Die Widerspruchsregelung verlangt, dass der Verstorbene zu Lebzeiten einer Organentnahme schriftlich widersprochen haben muss (Widerspruchsregister, schriftliche Willensbekundung). Fehlt dieser Widerspruch ist die Entnahme von Organen im Falle eines Hirntodes gestattet. Die erweiterte Widerspruchsregelung unterscheidet sich durch das Recht der Angehörigen, noch nach dem Tode eine Organspende abzulehnen. Die Form der einfachen Widerspruchslösung findet sich in Argentinien,

Italien, Luxemburg, Österreich, Polen, Portugal, Slowakei, Slowenien, Spanien, Tschechien sowie Ungarn. Eine erweiterte Widerspruchslösung besteht in Belgien, Finnland, Griechenland und Russland.

Des Weiteren existiert die Informationsregelung, hierbei gilt die Zustimmung als vorausgesetzt, wenn der Verstorbene keine schriftliche Erklärung zur Ablehnung einer Organspende bei sich trägt. Abweichend zur Widerspruchsregelung muss diese Erklärung stets mitgeführt werden, ansonsten ist eine Organspende zulässig. Dessen ungeachtet müssen die Angehörigen darüber informiert werden und sie besitzen ein Einspruchsrecht zur Verhinderung einer Organspende. Diese Regelung findet sich in Frankreich, Lettland, Liechtenstein, Norwegen, Schweden und Zypern.

Die Notstandsregelung lässt immer eine Organspende zu, ganz gleich ob Widerspruch vorliegt oder Zustimmung fehlt. Diese sehr seltene Regelung gilt in Europa nur für Bulgarien.

## 1.2 Organisation

### 1.2.1 Deutsche Stiftung Organtransplantation

Das TPG sieht die Einrichtung einer Koordinierungsstelle für Organspende vor, die bundesweit einheitlich für die Vorbereitung und Durchführung der postmortalen Spende autorisiert ist. Diese Funktion erfüllt die Deutsche Stiftung Organtransplantation (DSO). Nach der Meldung eines potentiellen Organspenders bei der DSO wird die Eignung zur Organspende geprüft. Zur Festlegung des Aufgabenumfangs wurde ein Vertrag zwischen der Bundesärztekammer, den Spitzenverbänden der Krankenkassen und der Deutschen Krankenhausgesellschaft geschlossen, der die Organisationsstruktur der DSO und auch ihre Finanzierung regelt. Darin ist genau festgelegt, welche Schritte des Organspendeprozesses im Verantwortungsbereich der DSO liegen. Um die Koordination rund um die Uhr und zeitnah gewährleisten zu können, wurde Deutschland in 7 Organspenderegionen eingeteilt. So wurden ein oder mehrere Bundesländer zu einer Region zusammengefasst. Jede Region steht unter Leitung des geschäftsführenden Arztes und wird von einem Fachbeirat unterstützt. Über regionale Organisationszentralen werden alle Aktivitäten gesteuert. Daneben gibt es Schwerpunktstandorte, die als Stützpunkte für die Koordinatoren bereitstehen. Somit ist die DSO bis auf den wichtigen Bereich der Organvermittlung, für den kompletten Organspendeprozess in Deutschland zuständig. Die Vermittlung der Spenderorgane an den passenden transplantationsfähigen Empfänger erfolgt durch Eurotransplant in Leiden, Niederlande.

## 1.2.2 Eurotransplant International Foundation

Die Vergabe von Spenderorganen regelt, unter anderem auch für Deutschland, Eurotransplant International Foundation (ET). Seit nun mehr als 40 Jahren besteht die Stiftung, die 1967 von Prof. Jod van Rood gegründet wurde; mit dem Ziel, möglichst schnell einen passenden Empfänger zum Spender zu finden *(Oosterlle, Rahmel, 2008)*. Zu der international gemeinnützigen Organisation zählen mittlerweile 7 Länder, in denen zusammen mehr als 124 Millionen Menschen leben, in der Abbildung blau dargstellt *(s. Abb. 3)*.

Dies sind Belgien, Deutschland, Luxemburg, Niederlande, Österreich, Slowenien und seit 2007 auch Kroatien. Vergleichbare Institutionen existieren in Skandinavien mit Scandiatransplant (Dänemark, Finnland, Island, Norwegen und Schweden) und mit Balttransplant (Estland, Lettland und Litauen). Frankreich, Griechenland, Italien, Portugal, Schweiz, Spanien, und auch Ungarn haben jeweils eine landeseigene Transplantationsorganisation.

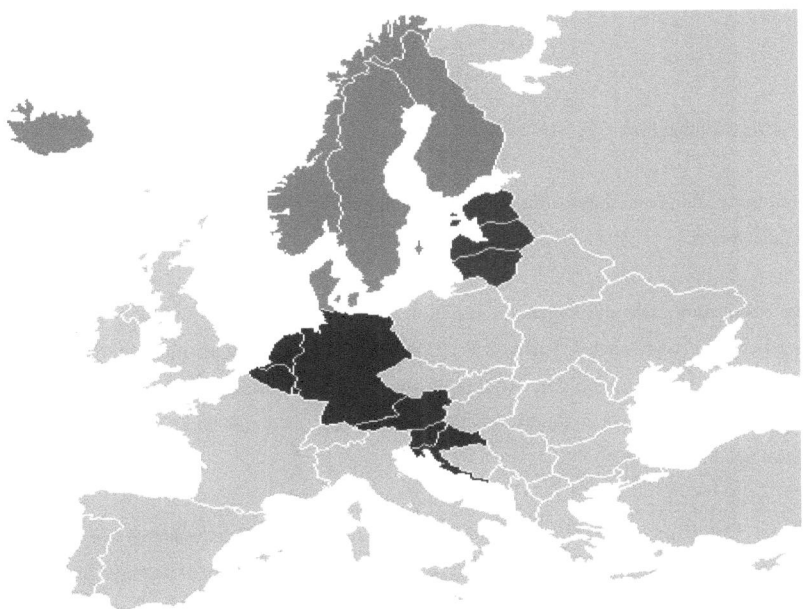

**Abbildung 3: Eurotransplant (blau), Scandiatransplant (grün), Balttransplant (rot)**

Die ET-Zentrale in Leiden, Niederlande, teilt nach festgelegten Richtlinien nach einem computergestützten Punktesystem alle verfügbaren Organe den passenden Empfängern zu. Dieser Vorgang wird als Allokation bezeichnet. Je nach Organ spielt dabei nicht nur die Wartezeit, sondern auch die Schwere der Erkrankung eine Rolle. Nach den Richtlinien der Bundesärztekammer (BÄK) werden je nach Organ folgende Kriterien unterschiedlich gewichtet: Blutgruppenkompatibilität, Dringlichkeit, Wartezeit, Konservierungszeit und Grad der Gewebeübereinstimmung.

Zum 31.12.2008 standen im gesamten ET-Verbund 15.865 Patienten auf der Warteliste für ein Organ *(Oosterlle, Rahmel, 2009)*. Aktuell stehen dem zunehmenden Bedarf an Organen, trotz des Zuwaches an Lebendspenden, eine rückläufige postmortale Spenderzahl gegenüber. Deutschland ist mit einem Bevölkerungsanteil von etwa 66% im ET-Verbund das größte Mitgliedsland. 2008 konnten im gesamten ET-Verbund Organe von 2.003 postmortalen Spendern vermittelt werden, davon kamen 1.184 und damit mehr als die Hälfte aus Deutschland.

Allein in der Bundesrepublik Deutschland wurden seit 1963 bis 2008 93.350 Organe transplantiert, davon 62.554 Nieren *(Blome et al., 2008b)*. Im Eurotransplant Verbund waren dies seit 1967 etwa 122.000 Transplantationen, davon etwa 79.000 Nieren. Weltweit sind inzwischen mehr als 1 Mio. Transplantationen durchgeführt worden *(Opelz, Döhler, 2008)*. Wie auch aus Abb.1.1.1 ersichtlich, lässt der Trend zukünftig eine weitere Zunahme annehmen.

## 1.3 Hirntoddiagnostik

Voraussetzung für eine durchzuführende Organentnahme ist in Deutschland eine abgeschlossene Hirntoddiagnostik.

Vor der Allokation steht die Diagnose des Hirntodes, die nach dem TPG laut § 3 Abs. 1 Nr. 2 die Todesfeststellung sowie nach § 3 Abs. 2 Nr. 2 die Hirntodfeststellung als unabdingbare Voraussetzung jeder Organentnahme verlangt. Die BÄK stellt die Regeln zur Hirntodfeststellung in Richtlinien auf. Diese müssen dem aktuellen Stand der Erkenntnisse der medizinischen Wissenschaft entsprechen *(Bundesärztekammer, 1998)*.

Definition: Der Hirntod ist definiert als Zustand der irreversibel erloschenen Gesamtfunktion des Großhirns, des Kleinhirn und des Hirnstamms. Nur durch kontrollierte Beatmung und differenzierte intensivmedizinische Behandlung *(Heuer et al., 2009b)* kann die Herzkreislauffunktion in diesem Zustand aufrechterhalten werden.

Die Hirntodfeststellung kann auf jeder Beatmungsstation in vielen Fällen ohne ergänzende apparative Diagnostik vorgenommen werden. Sie ist immer von zwei qualifizierten Ärzten, die den Spender unabhängig voneinander untersuchen müssen, durchzuführen. Mehrjährige Erfahrung in der Behandlung von intensivpflichtigen Patienten mit schweren Hirnschädigungen ist Grundvoraussetzung für diese verantwortungsvolle Aufgabe. Die weitere Teilnahme an der Organentnahme und/oder Übertragung der Organe darf nicht bestehen, um einen Interessenskonflikt auszuschließen. Auch dürfen die Untersucher nicht der Weisung eines Arztes unterstehen, der an einer dieser Maßnahmen beteiligt ist. Die erfassten Untersuchungsergebnisse werden in einem standardisierten Protokoll zur Feststellung des Hirntodes *(s. **Abb. 22 im Anhang**)* schriftlich festgehalten *(Reimers, Pulkowski, 2009)*.

Dabei gliedert sich die Diagnostik grundsätzlich in 3 Teile:

I      Erfüllung der Voraussetzungen
II     Feststellung der klinischen Symptome (Koma, Areflexie und Apnoe)
III    Nachweis der Irreversibilität der klinischen Ausfallsymptome

Zu I : Voraussetzungen

Vorausgesetzt werden muss zwangsläufig eine adäquate Grunderkrankung, die ein Erlöschen sämtlicher Hirnfunktionen zufolge hat. Unterschieden wird in primäre oder sekundäre Hirnschädigungen. Eine primäre Schädigung betrifft unmittelbar und strukturell das Gehirn, etwa eine intracerebrale Blutung oder ein Schädelhirntrauma. Eine sekundäre Hirnschädigung betrifft das Gehirn mittelbar über den Stoffwechsel, etwa über ein Hirnödem als Folge einer schweren Hypoxie.

Zu II: Klinische Symptomatik

Nachdem die Voraussetzung zur Untersuchung nun gegeben ist, kann durch den behandelnden Arzt die klinische Untersuchung vorgenommen werden; bei der folgende 3 Bestandteile zur Weiterverfolgung der Hirntoddiagnostik notwendig sind:

*Koma:* Sind sämtliche Differentialdiagnosen (Hypothermie, Intoxikation, medikamentöse Analgo-Sedierung oder endokrinologische Entgleisung) ausgeschlossen und zeigt der Patient durch Ansprache, Berührung oder Schmerzreize weder Augenöffnung, Laute noch sonstige motorische Reaktion, wird von einem tiefen Koma ausgegangen. Durch den Ausfall des Gesamthirns entfällt die spinale Hemmung, so dass besonders bei hirntoten Patienten typische Syndrome auftreten. Diese als Lazarussyndrom benannten spinalen Reflexe äußern sich spontan oder reflektorisch. Muskeleigenreflexe können gesteigert auslösbar sein.

*Hirnstammareflexie:* Die Pupillen bei hirntoten Patienten sind lichtstarr und maximal weit, außerdem kann eine Anisokorie vorliegen. Es zeigt sich ein Ausfall des Okulo-Zephalen-Reflexes bei Kopfbewegung. Der Korneal-Reflex bleibt nach Berührung der Hornhaut aus, es erfolgt kein Lidschluss. Der Pharyngeal-Tracheal-Reflex lässt sich durch Manipulation am Tubus nicht auslösen, dieser ist erloschen, der Patient fängt nicht an zu würgen. Durch Druck auf die supraorbitalen Nervenaustrittspunkte oder Schmerzreize der Nasenschleimhaut lässt sich keine Trigeminus-Schmerz-Reaktion erzeugen.

*Apnoe:* Der Apnoe-Test offenbart, ob der Patient noch über eine selbständige Spontanatmung verfügt. Durch eine hohe Kohlenstoffdioxidkonzentration ($pCO_2$ größer 60 mmHg) im arteriellen Blut kann der Atemantrieb gereizt werden. Zeigt sich binnen weniger Minuten hier keine Atemexkursion, so wird auch dieser Test als negativ gewertet. Der fehlende Atemantrieb ist also eine der zwingenden Voraussetzungen für die Feststellung des Hirntodes.

Zu III: <u>Nachweis der Irreversibilität</u>
Der Nachweis erfolgt nach einem festgelegten Beobachtungszeitraum durch die zweite Untersuchung oder durch zusätzliche apparative Diagnostik. Das zweite Protokoll darf bei primärer Hirnschädigung frühestens 12 Stunden, bei sekundärer Hirnschädigung frühestens 72 Stunden nach dem ersten Protokoll erfolgen. Der Beobachtungszeitraum ist abhängig vom Alter des Patienten sowie von der Ätiologie der Hirnschädigung *(s. Abb. 4)*.

Während der andauernden Hirntoddiagnostik können zahlreiche Besonderheiten auftreten, die eine adäquate Hirntodfeststellung erschweren. Als apparative Zusatzdiagnostik werden daher das EEG (Nulllinien-EEG) gefolgt von intracranieller Dopplersonographie (Pendelfluß, Kein Fluß) oder Perfusionsszintigraphie (Perfusionsstillstand) angewendet. Bei der Hirntodfeststellung ist stets größtmögliche Sorgfalt und Eindeutigkeit der Befunde unerlässlich.

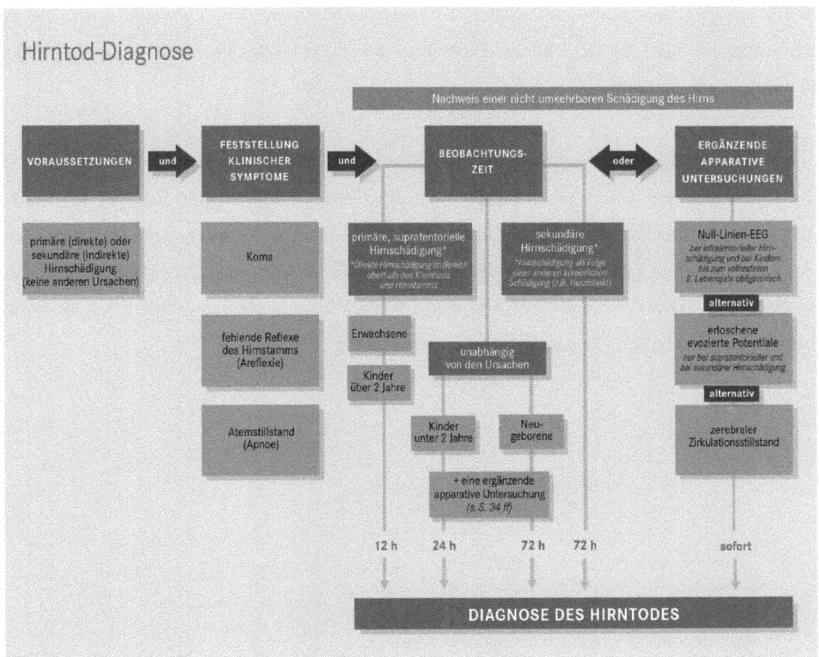

**Abbildung 4: Ablaufschema der Hirntoddiagnostik (gemäß der Dritten Fortschreibung der Kriterien des Hirntodes der BÄK)**

## 1.4 Fragestellung der Arbeit

Das Universitätsklinikum Essen (UKE) ist ein Krankenhaus der Maximalversorgung mit Forschungs- und Behandlungsschwerpunkt in der Transplantationsmedizin. Gelegen in einer Metropolenregion befinden sich mehr als 5 Mio. Menschen im erweiterten Einzugsgebiet. Innerstädtisch deckt das UKE in der Aufrechterhaltung der kommunalen Gesundheitsversorgung, unterstützt durch 12 weitere Krankenhäuser, etwa 600.000 Menschen ab. Mit insgesamt 1.291 Betten erreichte das UKE 2007 ein Auslastungsrad von etwa 80%. Zur Versorgung stehen 12 Intensivstationen mit einer Gesamtzahl von 137 Betten zur Verfügung. Die unter der Leitung 8 verschiedenen Fachabteilungen stehenden Intensivstationen versorgten im Jahre 2007 9.920 Patienten. In 29 verschiedenen Fachabteilungen konnten 2007 46.295 Patienten stationär und 116.691 Patienten ambulant behandelt werden, bei einer durchschnittlichen Liegedauer von einer Woche.

Äquivalent zur steigenden Zahl der ambulanten Behandlungen, steigt die Zahl der Patienten, die einer umfassenden medizinischen Behandlung auf einer Intensivstation bedürfen.

Das Defizit an Spenderorganen wird schnell als Organspendermangel beschrieben, doch sind wirklich fehlende potentielle Spender Ursache des Problems? Wie hoch ist das Potential an Organspendern und wird es optimal ausgeschöpft?

In der hier vorliegenden Arbeit soll analysiert werden, wie hoch das Organspendepotenzial am UKE ist. Wie hoch ist dabei der Anteil an Organspendern am Gesamtkollektiv, der an einer Hirnschädigung Verstorbenen am UKE. Welche Gründe führen dazu, dass ein Verstorbener nicht als Organspender in Frage kommt. Inwiefern ist eine Registrierung aller potentiellen Organspender anhand der strukturellen Gegebenheiten am UKE erfolgt. Es sollen Lösungsmöglichkeiten diskutiert werden, um die Diskrepanz zwischen Organangebot und Organnachfrage zu minimieren.

# 2 Patienten und Methoden

## 2.1 Patienten

Die Studie erfasst Patienten, die an einer primären oder sekundären Hirnschädigung auf einer Intensivstation des UKE verstorben sind. Über einen Zeitraum von 3 Jahren (01.01.2006 bis 31.12.2008) erfolgte hierzu eine prospektive Erfassung der Fälle mit Durchführung einer retrospektiven Analyse. Die Daten wurden mittels eines dafür konzipierten Erhebungsbogens *(s. Abb. 6)* sowie zur Vervollständigung mit dem klinikinternen EDV Programm medico/s *(Fa. Siemens Medical Solutions, Siemens AG, München, Deutschland)* ermittelt.

Für alle im Untersuchungszeitraum Verstorbenen am UKE wurden Alter, Geburts- / Todesdatum sowie Liegedauer auf der Intensivstation, Haupt- und Nebendiagnosen und Status der Hirntoddiagnostik anonymisiert erfasst. Widersprüchliche oder unvollständige Angaben wurden unter Zuhilfenahme der Patientenakten sowie der Leichenbegleitscheine und Diskussion mit den behandelnden Ärzten ergänzend aufgearbeitet. Schwere und Anzahl möglicher Nebenerkrankungen wurden dann als Ausschlusskriterium gewertet, wenn objektivierbar war, dass die Organfunktion aufgrund bestehender Erkrankungen unmittelbar stark beeinträchtigt ist und damit die Organqualität nicht akzeptabel mindert. Alle erfassten Daten wurden in eine Windows Excel-Datei eingegeben, um festgelegte Attribute zu sortieren und zu analysieren.

## 2.2 Einschlusskriterien und Ausschlusskriterien

Eingeschlossen wurden nur auf Intensivstation verstorbene Patienten. Darunter wurden Verstorbene auf Intensivstation ohne primäre oder sekundäre Hirnschädigung, Frühgeborene, Neugeborene und Totgeburten nicht berücksichtigt. Alle im Schockraum Verstorbenen wurden in der Studie ebenfalls nicht berücksichtigt, unabhängig davon, welche Diagnose zum Tode führte *(s. Abb. 5)*.

| Einschlusskriterien |
|---|
| 1. Verstorben auf Intensivstation |
| 2. Primäre oder sekundäre Hirnschädigung |
| 3. Alter > 0,5 Jahre |
| **Ausschlusskriterien** |
| 1. Verstorben im Schockraum |
| 2. Totgeburt |

**Abbildung 5:** Einschlusskriterien und Ausschlusskriterien für die Untersuchung

## 2.3 Erhebungsbogen

Die Daten wurden mit dem „Erhebungsbogen für Verstorbene mit Hirnschädigung auf Intensivstationen" erfasst *(s. Abb. 6)*. Der Erhebungsbogen dient der Dokumentation und Erfassung der möglicherweise als Organspender in Frage kommenden Verstorbenen. Durch die DSO konzipiert wurde er an die Erfordernisse des UKE sowie dessen lokale Strukturen angepasst. Durch einfachen Aufbau bei hohem Informationsgehalt, lässt sich der Bogen, auch durch Ärzte die nicht ständig in Kontakt mit dem Thema „Organspende" kommen, binnen weniger Minuten vervollständigen *(Wesslau et al., 2007)*. Mit nur 16 Punkten umfasst er die wichtigsten Informationen zum Patienten, mögliche Kontraindikationen der Organspende, den Verlauf der Hirntoddiagnostik und das Angehörigengespräch sowie die abschließende Erkenntnis über die Durchführung einer Organspende.

Die Punkte 1 bis 10 des Erhebungsbogens beinhalten das Krankenhaus (1) und die Fachabteilung mit Station (2), sowie das Feld „Kein Verstorbener im Monat" (3). Des Weiteren sind persönliche Daten des Patienten mit Aufnahme-Nr. (4), Geschlecht (5), Alter/Geburtsdatum (6), der nach ICD-10 kodierten Todesursache (7), Aussage über traumatische Hirnschädigung (8) sowie die Verweildauer auf der Intensivstation (9) und das Datum des Todes (10) erfasst.

Punkt 11 ist entscheidend, denn dieser erfasst die medizinischen Kontraindikationen für eine Organspende. Die Festlegung der Kontraindikation beruht auf zwei Säulen. Zum einen soll dem Empfänger optimaler Nutzen des Transplantats zur Verfügung gestellt und dabei gleichzeitig größtmöglicher Schutz vor eventuell übertragbaren Krankheiten geboten werden. Zum anderen ist immer auch die Dringlichkeit der Transplantation zu berücksichtigen. Hierbei handelt es sich nicht selten um konkurrierende Aspekte, welches dann eine erweiterte Indikationsstellung in der Identifikation von Organspendern ergibt.

Derzeit gültige Kontraindikationen zur Organspende sind System- oder Infektionskrankheiten, die eine vitale Bedrohung für den Empfänger darstellen. Formal wird zwischen absoluten und relativen Kontraindikationen unterschieden.

**Erhebungsbogen von Verstorbenen mit primärer oder sekundärer Hirnschädigung auf Intensivstation**

1. Krankenhaus _Universitätsklinikum Essen_  2. Fachabteilung _____
3. Kein Verstorbener im Monat ☐  4. Aufnahme-Nr. oder Name.: _____
5. Geschlecht  ☐ weiblich  ☐ männlich
6. Alter _____ oder Geburtsdatum _____
7. ICD-10 Diagnosen wie auf dem Totenschein (Kode oder Freitext) _____ _____ _____ _____ _____
8. Hirnschädigung traumatisch  ☐ Ja  ☐ Nein
9. Verweildauer auf Intensivstation  Stunden _____ (bei <1 Tag)  Tage _____ Anzahl
10. Verstorben  Datum _____
11. **Bestanden medizinische Kontraindikationen zur Organspende ?**

   ☐ Nein  ☐ Ja
   - ☐ Nicht kurativ behandeltes Malignom  ☐ Floride Tuberkulose  ☐ HIV-Infektion
   - ☐ Nachweis multiresistenter Keime oder Pilze im Blut
   - ☐ Systemischen Infektion mit Multiorganversagen
   - ☐ Andere Gründe / Bemerkungen _____

12. **Wurde die Hirntodfeststellung eingeleitet?**

   ☐ Ja (weiter bei 13)  ☐ Nein (weiter bei 14)
   - ☐ Nicht zu stabilisierender Kreislauf <=6 h nach ITS Aufnahme
   - ☐ Plötzliches und unerwartetes Kreislaufversagen während der Therapie
   - ☐ Kreislaufversagen bei infauster Prognose der Hirnschädigung mit zusätzlichen Komplikationen (z. B. Pneumonie)

13. **Wurde die Hirntodfeststellung abgeschlossen?**

   ☐ Ja  ☐ Nein
   - ☐ Kreislaufversagen während Hirntodfeststellung
   - ☐ Kein zweiter Untersucher
   - ☐ Keine apparative Zusatzdiagnostik

14. **Wurde mit den Angehörigen über eine Organspende gesprochen?**

   ☐ Ja (weiter bei 15)  ☐ Nein (weiter bei 16)
   Datum/Uhrzeit: _____
   - ☐ Personalien des Patienten nicht feststellbar
   - ☐ Keine Angehörigen feststellbar
   Dauer(in Min): _____
   - ☐ Angehörige nicht erreicht
   - ☐ Frage Angehörigen nicht zumutbar
   Daran beteiligte Angehörige: _____

15. **Wer hat das Gespräch mit den Angehörigen geführt?**   **Welches Ergebnis kam dabei heraus?**

   ☐ CA  ☐ OA  ☐ Stationsarzt  ☐ Schwester  ☐ Koordinator  ☐ Zustimmung  ☐ Ablehnung
   ☐ Transplantationsbeauftragter (Mehrfachnennungen sind möglich)  Bemerkungen: _____

16. **Wurde eine Organspende realisiert ?**

   ☐ Ja  ☐ Nein
   - ☐ Ablehnung durch Angehörige
   - ☐ Verstorbener hat mündlich seinen Willen bekundet
   - ☐ Verstorbener hat schriftlich seinen Willen bekundet (z.B. Spendeausweis)
   - ☐ Kreislaufversagen nach Hirntodfeststellung
   - ☐ Keine Freigabe durch den Staatsanwalt
   - ☐ Andere Gründe _____

   Erfasst von
   Name _____ Funktion _____ Datum _____

   Bitte Zutreffendes ankreuzen und an den Transplantationsbeauftragten weiterleiten (Fax. 1137)
   Rückfragen gerne an Tel. 84028 (Dr.Kaiser), DSO Tel. 0201-170370, Hotline (24 h) Tel. 0800-3311330

Abbildung 6: Für das UKE modifizierter Erhebungsbogen von Verstorbenen mit primärer oder sekundärer Hirnschädigung auf Intensivstationen nach Vorlage der DSO

*Absolute Kontraindikationen:*

Darunter fallen
- eine bestehende Sepsis mit Multiorganversagen (MOV)
- ein Nachweis von therapierefraktären multiresistenten Keimen und seltenen Erregern
- ein floride Tuberkulose
- ein nicht kurativ behandelbares Malignom, mit Ausnahmen

Nach den Richtlinien der DSO sind alle metastasierenden Tumoren ohne kurativen Therapieansatz und folgende primäre Hirntumoren eine absolute Kontraindikation: Glioblastom oder höhergradige Astrozytome (ab Grad III) besonders mit Einblutung oder direkt postoperativ, Medulloblastom, anaplastische Oligodendrogliome (C, D nach Schmidt), Pineoblastome, maligne Meningeome, Chordome, primär zerebrale Lymphome und Germ-Zell-Tumoren *(Smit, Gabel, 2003)* nicht möglich.

Eine Ausnahme besteht bei
- geheilter Malignomerkrankung (interdisziplinäre Einzelfallentscheidung durch Onkologen und Transplantationsmediziner) und
- bestimmten primären Hirntumoren, wie benigne Meningeome, Craniopharyngeome, Hämangioblastome, Astrozytome (Grad I-II), Papillome, Kolloidzysten, Adenome, Schwannome, Pineocytome, niedriggradige Oligodendrogliome (A,B nach Schmidt), gut differenzierte Teratome sowie primäre, nicht metastasierende Hauttumore. Dennoch gilt generell die Überprüfung der individuellen Organspendersituation.

*Relative Kontraindikationen:*

Eine große Rolle spielen hierbei
- die Nebendiagnosen
- der gegenwärtige Allgemeinzustand
- das Alter des eventuellen Spenders

Relative Kontraindikationen sind immer in Zusammenschau mit allen aktuellen Befunden des eventuellen Spenders von einem erfahrenen Arzt aus dem Bereich der Transplantationsmedizin im Einzelfall zu beurteilen. Hierbei sei ausdrücklich erwähnt, dass Transplantationen eines Spenderorgans mit bestehender Infektionskrankheit (z.B. HCV) im Einzelfall durchaus durchgeführt werden können, wenn auch der mögliche Empfänger HCV positiv ist *(Heuer et al., 2009a)*. Dies bedarf jedoch einer sorgfältigen Prüfung und stellt keine generelle Praxis dar. Es erfordert eine gründliche Abwägung aller Risiken im Sinne des Empfängerschutzes.

Risikokonstellationen können als relative Kontraindikationen gewertet werden. Dazu ist die Diagnose einer aktuellen i.v.-Drogensucht sowie einer eingeschränkten Organfunktion, gegebenenfalls bedingt durch Alter oder andere Erkrankungen eine relative Kontraindikation *(Kirste, 2008; Reimers, Pulkowski, 2009).* Daneben ist eine bakterielle Entzündung, die sich nach klinischen und laborchemischen Kriterien im Abklang befindet oder als beherrschbar gilt, als Risikokonstellation zu werten, sofern diese im Antibiogramm nicht multiresistent ist und adäquat behandelt werden kann. So schließen isolierte Entzündungen, wie beispielsweise im Tracheobronchialsystem, eine Spende viszeraler Organe nicht aus *(Zylka-Menhorn, 2005).* Das Alter des Patienten muss immer in Kombination mit der Organfunktion beurteilt werden. Vor allem Nieren und Lebern können auch von Organspendern jenseits des 80igsten Lebensjahres erfolgreich transplantiert werden *(Heuer et al., 2009d).* Die verwendete Einteilung in Altersgruppen orientiert sich zum einen an den Richtlinien der Bundesärztekammer (Spenderalter >65J. gilt als erweitertes Spenderkriterium) und zum anderen an den Auswertungen der DSO, die die Altersgruppe >65J. als besondere Risikokonstellation wertet *(Hesse, Waage, 2009a).*

Die Punkte 12 und 13 beziehen sich auf die Hirntoddiagnostik. Dabei können hämodynamische Probleme die Einleitung zur Hirntodfeststellung verhindern. Die Diagnosesicherung des Hirntodes erfolgt mit Abschluss der zweiten Untersuchung nach Abwarten des Beobachtungszeitraumes. Kommt es in diesem Beobachtungszeitraum zu klinischen Veränderungen, die einem Abschluss entgegenstehen, so muss der Grund in Punkt 13 angegeben werden. Dies kann medizinische, personelle oder technische Gründe haben.

Frage 14 klärt, ob mit den Angehörigen des Patienten gesprochen wurde. Sollte kein Angehörigengespräch geführt worden sein, sind dafür Gründe anzugeben. Diese sind anhand der entsprechenden Unterpunkte zu dokumentieren. Erwähnt sei dabei der Unterpunkt 14.4, der eine gewisse Erfahrung des Arztes voraussetzt, wann eine Frage nach Organspende für die Angehörigen zumutbar ist und wann nicht. Ist ein Gespräch mit den Angehörigen geführt worden, so muss in Frage 15 ausführlich dokumentiert werden, wer ärztlicherseits daran beteiligt gewesen ist. Die letzte Frage klärt, ob eine Organentnahme durchgeführt wurde, bei negativem Entscheid ist die Angabe von Gründen vorgesehen.

2.4     Gruppeneinteilung

Die strukturierte Gruppeneinteilung orientiert sich an dem Evaluierungsprozess zur Organspende und ergibt 4 Gruppen, denen die Verstorbenen zu unterschiedlichen Zeitpunkten der Evaluation angehören *(s. Abb. 7 und 8).*

Gruppe A: Verstorbene auf Intensivstation mit primärer oder sekundärer Hirnschädigung
Gruppe B: Verstorbene aus Gruppe A ohne medizinische Kontraindikationen
Gruppe C: Verstorbene aus Gruppe B mit abgeschlossener Hirntoddiagnostik
(potentielle Organspender)
Gruppe D: Realisierte Organspender

2.5 Ziel der Studie

Untersucht werden soll anhand des Erhebungsbogens sowie der Gruppeneinteilung, ob alle in Frage kommenden Patienten als eventuelle Spender berücksichtigt worden sind. Basierend auf den aktuellen medizinischen Kontraindikationen zur Organspende, den strukturellen Gegebenheiten am UKE sowie den Angaben der Erhebungsbögen soll festgestellt werden, ob Patienten nicht berücksichtigt wurden, die aufgrund ihrer Erkrankung potentielle Organspender hätten werden können. Der Schritt vom potentiellen Organspender zur tatsächlichen Organspende wird maßgeblich durch die individuelle Entscheidung der Angehörigen bestimmt. Die Entscheidungsgrundlage der Angehörigen bei Ablehnung einer Organspende wurde in der hier vorliegenden Studie nicht fokussiert.

2.6 Statistik

Aufgrund der erhobenen Daten liegt im Wesentlichen eine deskriptive statistische Analyse vor. Die Daten wurden als Mittelwert mit Standardabweichung sowie als Median mit Streubreite dargestellt. Prozentuale Anteile der jeweiligen Gesamtmenge werden errechnet. Darüber hinaus wurde zur Überprüfung der Merkmale Alter und Stationsverteilung auf Unabhängigkeit der Fisher´s Exakt Test durchgeführt. Weiterhin erfolgte die Überprüfung der Merkmale auf Varianz im Verlauf mittels ANOVA Test. Als signifikanter Unterschied gilt ein p-Wert kleiner als 0,05.

# 3  Ergebnisse

## 3.1  Gruppeneinteilung

Die strukturierte Gruppeneinteilung ergibt in Abhängigkeit vom Zeitpunkt des Evaluierungsprozesses für die 4 Gruppen folgende Fallzahlen *(s. Abb. 7 und Abb. 8)*.

| | | | |
|---|---|---|---|
| | Verstorbene mit medizinischen Kontraindikationen *n=157 (37,0%)* | | |
| Verstorbene auf Intensivstation mit primärer oder sekundärer Hirnschädigung *n=424 (100%)* | Verstorbene ohne medizinische Kontraindikationen *n=267 (63,0%)* | Verstorbene ohne abgeschlossene Hirntoddiagnostik *n=199 (47%)* | |
| | | Verstorbene mit abgeschlossener Hirntoddiagnostik *n=68 (16,0%)* | Ablehnung oder vorzeitiger Tod *n=32 (7,5%)* |
| | | | Realisierte Organspender *n=36 (8,5%)* |
| **Gruppe A** | **Gruppe B** | **Gruppe C** | **Gruppe D** |

Abbildung 7: Schema zur Gruppeneinteintilung der Studie im Zeitraum 2006 -2008

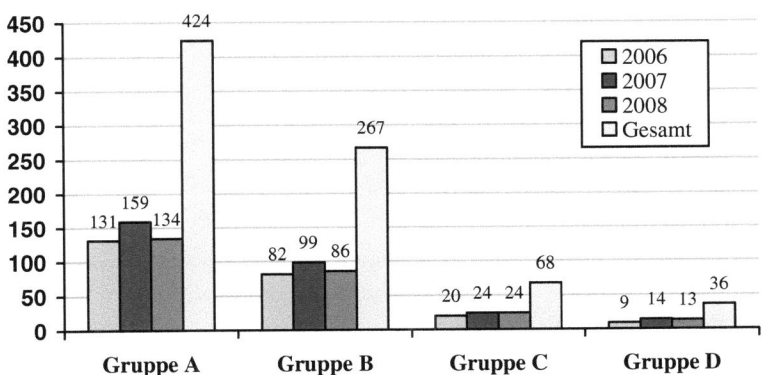

Abbildung 8: Entwicklung der Gruppengröße im Verlauf der Evaluation, 2006-2008

Im Untersuchungszeitraum 01.01.2006 – 31.12.2008 verstarben 3.024 (2006, 963; 2007, 1.024; 2008, 1.037) Patienten im UKE, darunter 1.776 (2006, 572; 2007, 601; 2008, 603) auf Intensivstationen sowie 1.248 (2006, 391; 2007, 423; 2008, 434) auf Normalstationen. Die auf Normalstation verstorbenen Patienten werden gemäß den Einschlusskriterien nicht weiter bewertet. Von den 1.776 Verstorbenen auf Intensivstation wurde die Todesursache untersucht. Dabei zeigte sich, dass in 424 (2006, 131; 2007, 159; 2008, 134) Fällen eine primäre oder sekundäre Hirnschädigung vorlag.

### 3.1.1 Gruppe A – Verstorbene auf Intensivstation mit primärer oder sekundärer Hirnschädigung

*Fachabteilungen*

Insgesamt 424 (2006, 131; 2007, 159; 2008, 134) Patienten sind auf Intensivstation mit primärer oder sekundärer Hirnschädigung verstorben und bilden damit Gruppe A. Sie kommen möglicherweise als Organspender in Frage. Im Jahresvergleich zeigt sich, dass der Anteil von Verstorbenen auf Intensivstation mit primärer oder sekundärer Hirnschädigung mit 22-26% im Vergleich zu den übrigen Todesursachen weitestgehend konstant bleibt. Dabei ist die Verteilung auf die Patientenbetten führenden Abteilungen ganz unterschiedlich (*s. Abb.9*).

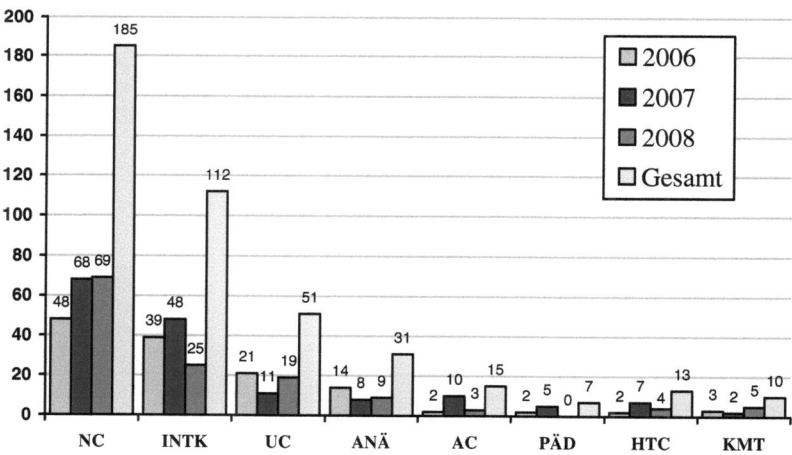

**Abbildung 9: Verteilung der Verstorbenen mit Hirnschädigung pro Fachabteilung/ Intensivstation 2006 – 2008**; NC: Neurochirurgie, INTK: internistisch-konservative Intensivstation, UC: Unfallchirurgie, ANÄ: Anästhesiologie, AC: Allgemeinchirurgie, PÄD: Pädiatrie, HTC: Herz- und Thoraxchirurgie, KMT: Knochenmarktransplantation

So wird deutlich, dass aus der neurochirurgischen Intensivstation die meisten Patienten mit Hirnschädigung stammen, mit durchschnittlich 43,6 % (2006, 36,6%; 2007, 42,8%; 2008, 51,5%). Mit fallender Tendenz werden Patienten mit Hirnschädigung über die internistische Intensivstation versorgt 26,4% (2006, 29,8%; 2007, 30,2%; 2008, 18,7%). Dennoch trägt auch diese Station erheblich zur Gesamtmenge der Patienten bei, die mit einer Hirnschädigung versterben. Mit 12% stammt auch ein wesentlicher Anteil der Verstorbenen von der unfallchirurgischen Intensivstation (2006, 16%; 2007, 6,9%; 2008, 14,2%). Einen mäßigen Anteil am Gesamtkollektiv hat die anästhesiologische Intensivstation mit 5,9% (2006, 10,7%; 2007, 5%, 2008; 6,7%), die allgemeinchirurgische Intensivstation hat 4% (2006, 1,5%, 2007; 6,3%, 2008, 3,7%) und die Intensivstation der Herz- und Thoraxchirurgie 3% (2006, 1,5%; 2007, 4,4%; 2008, 3%). Nur marginal tragen die Intensivstationen der Pädiatrie mit 2,4% (2006, 1,5%; 2007, 3,1%; 2008, 2,2%) und der Knochenmarkstransplantation mit 1,2% (2006, 2,3%; 2007, 1,3%; 2008, 0%) zur Fallzahl bei. Zusammenfassend lässt sich anhand der Gesamtzahlen über alle Abteilungen ein weitestgehend konstanter Verlauf bezüglich der prozentualen Verteilung erkennen.

Statistisch konnte im ANOVA Test gezeigt werden, dass zwischen den einzelnen Fachabteilungen kein signifikanter Unterschied im Verlauf besteht (p=0,94) *(s. Abb. 33 im Anhang)*.

*Altersverteilung*
Insgesamt zeigt sich die Altersverteilung in Gruppe A über den Beobachtungszeitraum *(s. Abb. 10)* weitestgehend konstant. Deutlich erkennbar ist, dass die Altersgruppe unter 16 Jahren nur einen sehr kleinen Anteil mit 3,6% (2006, 5; 2007, 6; 2008, 4) am Gesamtkollektiv hat. Gerade im mittleren Altersbereich von 16-54 Jahren bei 35,4% (2006, 39; 2007, 62; 2008, 46) sowie insbesondere in der Gruppe der über 65jährigen bei 43,8% (2006, 57; 2007, 66; 2008, 59) befindet sich der Anteil auf einem hohen Niveau. Es zeichnet sich hier bereits der allgemeine Trend ab, der ein immer älter werdendes Kollektiv beschreibt.

Statistisch konnte im ANOVA Test nachgewiesen werden, dass kein signifikanter Unterschied zwischen den Gruppen im Verlauf besteht (p=0,99) *(s. Abb. 29 im Anhang)*.

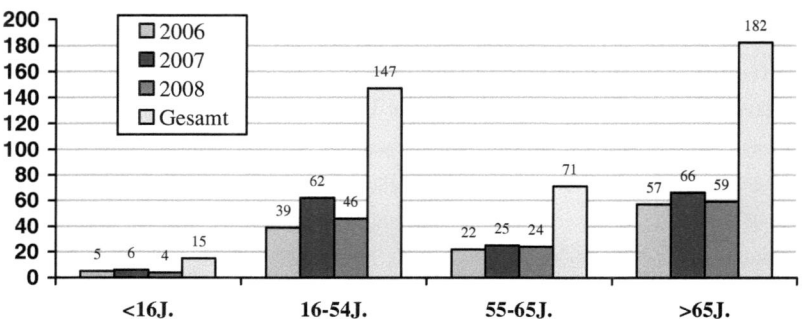

Abbildung 10: Aufteilung der Patientenfallzahl in Gruppe A nach Altersgruppen, 2006-2008

*Ausschlusskriterien für die folgende Gruppe*

Schwere und Anzahl von Nebenerkrankungen wurden als Ausschlusskriterium gewählt, wenn objektivierbar war, dass die Organfunktion aufgrund bestehender Erkrankungen unmittelbar stark beeinträchtigt ist und damit die Organqualität nicht akzeptabel mindert. So bestanden einige Fälle, bei denen eine seit Jahren bekannte Koronare Herzkrankheit (KHK), Atherosklerose, Hypertonie, Diabetes mellitus Typ 2 und weitere chronische Erkrankungen oder akute Dekompensationen, wie Niereninsuffizienz, bekannt gewesen waren. In Zusammenschau mit dem Alter kamen 157 Verstorbene (2006, 49; 2007, 60; 2008, 48) nicht für eine Organspende in Betracht.

In *Abbildung 11* sind die am häufigsten angegebenen medizinischen Kontraindikationen im Erhebungsbogen aufgeführt. Dabei zeigen sich drei große Gruppen, weshalb ein Verstorbener nicht weiter als Organspender evaluiert wurde. Bei 12,7% (2006, 12,2%; 2007, 13,2%; 2008, 12,7%) der Verstorbenen aus Gruppe A wurde ein Malignom als Ausschlusskriterium der hirngeschädigten Verstorbenen analysiert.

Zusammenfassend zeigen sich bei den 54 Fällen (2006, 16; 2007, 21; 2008, 17) mit medizinischen Kontraindikationen häufig Lymphome, Glioblastome, Leukämien und pulmonale sowie gastrointestinale Malignome, oft bereits in metastasiertem Zustand. In 4 Fällen, davon je zwei in 2007 und 2008 wurden Tumoren angegeben, die möglicherweise eine Organspende grundsätzlich zugelassen hätten. So wurde in 2007 ein Hämangioblastom diagnostiziert, welches als nicht metastasierender Tumor gilt. Weiterhin wird ein Fall mit einem nicht näher bezeichneten Hirntumor beschrieben. Hier ist unklar, um was für einen Tumor es sich gehandelt hat, und ob damit eine weitere Evaluation möglich gewesen wäre. So zeigt sich auch in 2008 ein Fall eines nicht näher bezeichneten Tumors. Ebenfalls wird ein Astrozytomrezidiv beschrieben. Dabei konnte nicht geklärt werden, welchem Grading dieses Astrozytom entsprach.

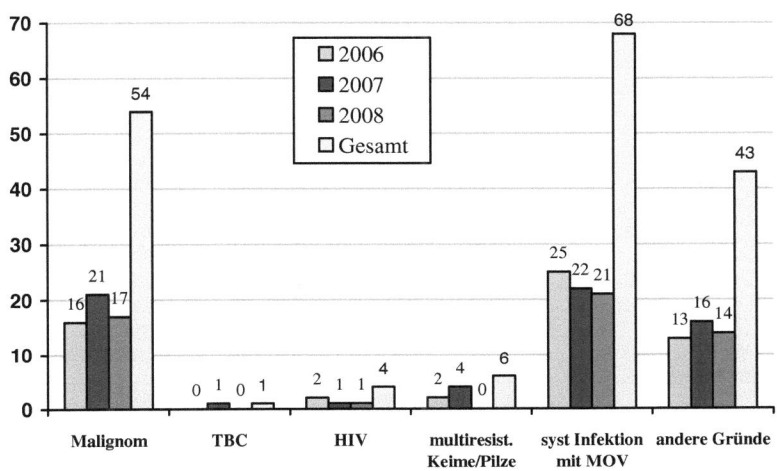

Abbildung 11: Häufigkeit der Ausschlusskriterien von Gruppe A nach Gruppe B, 2006-2008

Bei 16% (2006, 19,1%; 2007, 13,8%; 2008, 15,7%) führten systemische Infektionen mit MOV, die häufig durch das Zusammenwirken mehrerer gravierender Erkrankungen des Patienten resultieren, zum Ausschluss aus Gruppe A. Andere Gründe führten bei 10,1% (2006, 9,9%; 2007, 10,1%; 2008, 10,4%) zum Ausschluss von der weiteren Evaluation in Richtung Organspende. Darunter versteht man insbesondere das Versagen einzelner Organe oder auch die Kombination diverser Vorerkrankungen auch bei hohem Alter. Trotz der hohen Anzahl anderer Gründe, kann keine der Nebendiagnosen als besonders häufig charakterisiert werden. Vielmehr zeigt sich ein inhomogenes Bild von diversen Erkrankungen, aufgrund derer die Hirntoddiagnostik nicht eingeleitet wurde *(s. Abb. 12)*. Oftmals führt ein fortgeschrittenes Stadium und die Kombination mehrerer Erkrankungen zur einer Konstellation, die eine Organspende auch unter erweiterten Kriterien nicht ermöglicht. Die oben dargestellte Abbildung 11 bezieht sich hierbei nur auf die absolute Häufigkeit der genannten Diagnosen, so dass auch mehrere Diagnosen auf einen Verstorbenen entfallen können, beispielsweise Malignom und systemische Infektion. Oftmals sind bei solch schwerkranken Patienten eine Vielzahl medizinischer Probleme vorhanden. Festzuhalten ist, dass Infektionen mit TBC, HIV und multiresistenten Keimen nur einen Bruchteil der Kontraindikationen ausmachen.

| Fall Nr. | ICD | Freitext |
|---|---|---|
| **Andere Gründe 2006 (n=13)** | | |
| 11 | Hypoxie | Tötung durch Intoxikation, Leiche von Kripo beschlagnahmt |
| 42 | Hirnstamminfarkt | Mitralklappeninsuffizienz, Hypoxie, schwere Atherosklerose, DM Typ 2 |
| 26 | SAB | DIC, Hepatitis C |
| 35 | Hirnmassenblutung | Unter Lysetherapie |
| 44 | ICB | Mediainfarkt bei diffuser Blutung unter Lysetherapie |
| 43 | PICA Infarkt | Toxisches Nierenversagen, Pneumonie, Lungenödem, Alter |
| 22 | Mitralklappeninsuffizienz | KHK, Niereninsuffizienz, Alter |
| 32 | Basilaristhrombose | DM Typ 2, arterieller Hypertonus |
| 31 | ICB | Hirnstammblutung, DM Typ 2, KHK |
| 33 | Hypoxie | Schwere Atherosklerose, KHK, DM Typ 2, Alter |
| 28 | ICB | fulminanter Verlauf, Alter, Nebendiagnosen |
| 133 | Tumor | NHL, Pneumonie, SAB, Aspergilluspneumonie |
| 134 | Tumor | Hirnabszess, Osteomyelosklerose, GvHD, Aspergilluspneumonie |
| **Andere Gründe 2007 (n=16)** | | |
| 24 | ICB | Akutes Rechtsherzversagen, respiratorische Insuffizienz, Alter, |
| 147 | SDH | Hirnventrikelblutung, Alter < 1 Jahr |
| 133 | Krampfanfall | Fieber, Muskledystrophie, mot .Entwicklungsstörung, Mitochondriopathie |
| 73 | Hirnödem | akutes Leberversagen unklarer Genese |
| 17 | ICB | Septisches Kreislaufversagen, Hepatitis C, Soor-Ösophagitis nach LTX |
| 138 | Krampfanfall | Stammganglienblutung, hypoxischer Hirnschaden, Myokardinfarkt |
| 159 | Hirnaneurysma | Z.n. NTX, Zystennieren, Lebertumor, Basaliom |
| 38 | ICB | Dekompensierte Leberzirrhose, terminale NI, VHF, AS II° |
| 161 | Ventrikelblutung | Asystolie, Ventrikelblutung, Entgleiste Gerinnung n. CPR, Z.n. 5xACVB |
| 130 | Krampfanfall | Grand Mal Anfall, DM Typ 2, schizoaffektive Störung |
| 141 | Krampfanfall | Ruptur. Aortenaneurysma, AVBlock, Klappeninsuffizienz, Mediastinitis |
| 137 | SDH | Schweres Absturztrauma |
| 149 | Hirninfarkt | Aortendissektion, arterielle Embolie, hämorrhagischer Schock |
| 134 | ICB, SDH | Meningismus, Myokardinfarkt,unter Lysetherapie |
| 70 | Regulationsversagen | Nephrotisches Syndrom, Clostridiuminfektion, Plasmozytom |
| 5 | Hirnstammblutung | MRSA, DM Typ 2, Nephropathie, Hepatitis B |
| **Andere Gründe 2008 (n=14)** | | |
| 20 | Hirnödem | Septischer Schock, MOV, ECMO |
| 86 | Mediainfarkt | Pneumonie, Sepsis, Lysetherapie |
| 92 | Hypoxie | MOV, Sepsis, Pilzpneumonie |
| 108 | ICB | MRSA-Sepsis |
| 72 | SAB | Pneumoinie, ANV |
| 31 | Hypoxie | Frühgeburt |
| 86 | Hypoxie | Mitochondriopathie |
| 64 | SAB | Aortendissektion |
| 70 | Apoplex | CML |
| 12 | SHT | Steel-Richardson-Olschewsky-Syndrom |
| 33 | SDH | Organversagen nach zweiter LTX |
| 54 | ICB | Meningitis |
| 125 | Z.n. Reanimation | Keimnachweis, MOV |
| 124 | SHT | Polytrauma, Sepsis |

**Abbildung 12: Kontraindikationen nach Erhebungsbogen, 2006-2008;** Erläuterung der Abkürzungen siehe Abkürzungsverzeichnis Seite 68

## 3.1.2 Gruppe B – Verstorbene ohne medizinische Kontraindikationen

Für den Beobachtungszeitraum betrachtet, ergeben sich aus den 424 (2006, 131; 2007, 159; 2008, 134) Verstorbenen mit Hirnschädigung, abzüglich der 157 (2006, 49; 2007, 60; 2008, 48) Verstorbenen mit medizinischen Kontraindikationen, noch 267 (2006, 82; 2007, 99; 2008, 86) Verstorbene ohne klare medizinische Kontraindikationen (Gruppe B). Diese können als „mögliche Organspender" bezeichnet werden, da aus medizinischer Sicht kein Einwand für eine Organspende besteht.

*Fachabteilungen*

Ähnlich wie in Gruppe A zeigt sich auch hier, dass die meisten Verstorbenen von der neurochirurgischen Intensivstation versorgt wurden: 144 (2006, 41; 2007, 51; 2008, 52). Sowohl die internistisch-konservative 53 (2006, 13; 2007, 27; 2008, 13), die unfallchirurgische 39 (2006, 17; 2007, 7; 2008, 5) als auch die allgemeinchirurgische Intensivstation 12 (2006, 2; 2007, 7; 2008, 3) zeigen im Jahresvergleich einen wellenförmigen Verlauf. Auffällig entwickelt sich der Trend bei der anästhesiologischen Intensivstation mit 13 Verstorbenen (2006, 9; 2007, 3; 2008, 1).
Betrachtet man nun die Verstorbenenanzahl der internistisch-konservativen wie auch auf der anästhesiologischen Intensivstation von Gruppe A zu Gruppe B, so fällt auf, dass diese um etwa 50% abnimmt. Dies zeigt, dass sich auf beiden Intensivstationen besonders viele Verstorbene mit medizinischen Kontraindikationen befinden. Aus dem Bereich der Knochenmarkstransplantation können keine Verstorbene in Gruppe B übernommen werden. Dies liegt überwiegend an der Diagnose des Tumorleidens, weshalb diese Verstorbenen auch bei Hirnschädigung als Organspender nicht in Frage kommen. Die Verstorbenen der Gruppe B verteilen sich wie folgt auf die einzelnen Fachabteilungen *(s. Abb. 13)*.
Statistisch gesehen lässt sich beobachten, dass im ANOVA Test kein signifikanter Unterschied zwischen den Fachabteilungen im Verlauf besteht (p=0,96) *(s. Abb. 34 im Anhang)*.

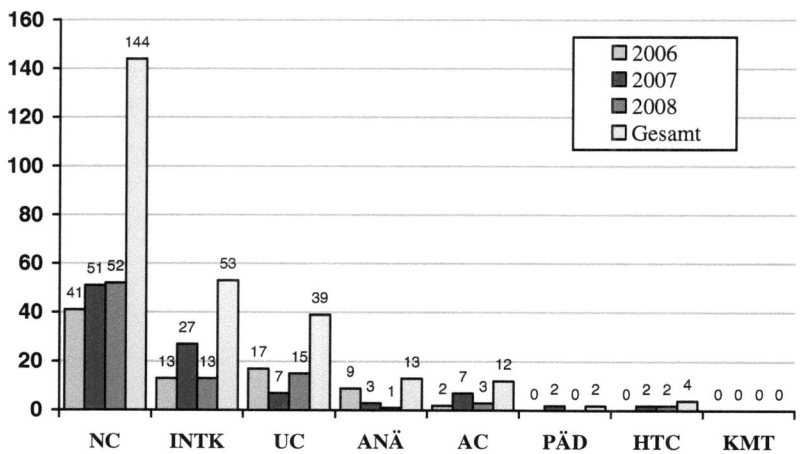

**Abbildung 13: Verteilung der möglichen Organspender pro Fachabteilung/ Intensivstation 2006 – 2008**; NC: Neurochirurgie, INTK: internistisch-konservative Intensivstation, UC: Unfallchirurgie, ANÄ: Anästhesiologie, AC: Allgemeinchirurgie, PÄD: Pädiatrie, HTC: Herz- und Thoraxchirurgie, KMT: Knochenmarktransplantation

*Altersverteilung*

Auch bei den Patienten ohne medizinische Kontraindikationen ergeben die unter 16jährigen mit 2,7% nur einen geringen Anteil. Im mittleren Altersbereich von 16-54 Jahren mit 37,8% sowie im hohen Alter über 65 Jahren mit 42,3% befindet sich der Hauptteil der Patienten. Auch im Jahresvergleich zeigt sich diese Verteilung weitestgehend konstant *(s. Abb. 14)*.

Statistisch betrachtet ergibt sich im Verlauf kein signifikanter Unterschied zwischen den Gruppen im ANOVA Test (p=0,99) *(s. Abb. 30 im Anhang)*.

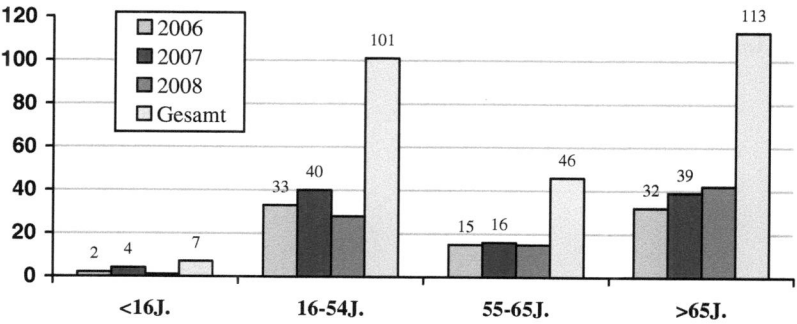

Abbildung 14: Aufteilung der Verstorbenen in Gruppe B nach Altersgruppen, 2006-2008

*Ausschlusskriterien für die folgende Gruppe*

Bei den 267 (2006, 82; 2007, 99; 2008, 86) Verstorbenen, die keine Kontraindikation zur Organspende boten, wurden in dieser Phase 121 (2006, 34; 2007, 46; 2008, 41) Angehörigengespräche geführt. Hierbei kam es zu 41 (2006, 13; 2007, 13; 2008, 15) Ablehnungen. Die Anzahl der eingeleitenden Hirntodfeststellungen beläuft sich auf 93 (2006, 33; 2007, 31; 2008, 29). Zum Teil sind beide Evaluationen parallel abgelaufen, woraus sich ableitet, dass nicht beide Häufigkeitsangaben unbedacht addiert werden können. Der exakte Zeitpunkt der einzelnen Maßnahmen ist nicht mehr sicher feststellbar, da die Aufzeichnungen diesbezüglich häufig nicht eindeutig sind.

Damit ergibt sich eine Gesamtanzahl von 132 (2006, 41; 2007, 49; 2008, 42) Verstorbenen, bei denen eine weitere Evaluation in Richtung Organspende verfolgt wurde.

Folglich ergeben sich 135 (2006, 41; 2007, 50; 2008, 44) Verstorbene, die nicht die Kriterien erfüllen, um in die nachfolgende Gruppe eingeschlossen zu werden. Dabei zeigt sich, dass die Mehrzahl der Verstorbenen aufgrund eines Kreislaufversagens (30,7% von Gruppe B) oder spontanatmend (19,1% von Gruppe B) verstorben ist *(s. Abb. 15)*. Bei vorhandner Spontanatmung erfüllten 51 (2006, 10; 2007, 32; 2008, 9) Verstorbene somit zu keiner Zeit die Kriterien des Hirntods.

Zudem verstarb mehr als die Hälfte aller nicht evaluierten Verstorbenen an Kreislaufversagen 81 (2006, 29; 2007, 23; 2008, 29). Dieses untergliedert sich in plötzlich auftretend, mit Komplikationen einhergehend oder binnen 6 Stunden nach Aufnahme auf der Intensivstation eingetreten. Hierbei wurde näher untersucht, wie sich die Liegdauer in Abhängigkeit mit der Einleitung der HTD darstellt. Darin zeigt sich, dass nur in wenigen Fällen 10 (2006, 2; 2007, 4; 2008, 4) die Verweildauer länger als 10 Tage betrug, bevor die HTD eingeleitet wurde.

In drei Jahren kam es vor Einleitung der Hirntoddiagnostik nur zu 3 Ablehnungen seitens der Angehörigen, die spontan geäußert wurden, ohne dass ein gezieltes Angehörigengespräch im engeren Sinne stattgefunden hat. In 13 Fällen wurden andere Gründe angegeben, darunter konnten die Angehörigen siebenmalig nicht erreicht werden oder waren nicht ermittelbar. In einem Fall bestand eine vermutete Bedrohung durch Angehörige, so dass auf die Frage nach Organspende verzichtet wurde. Zudem kam einmalig hinzu, dass ein Verstorbener in Betreuung stand und es daher nicht zu einer Klärung der Frage nach Organspende kommen konnte. Zweimalig lag eine Patientenverfügung gegen Organspende vor. Einmalig konnte bei noch vorhandenen Hirnstammreflexen kein Hirntod nachgewiesen werden. Da die Personalien eines Verstorbenen nicht zu ermitteln waren, konnte auch hier keine Organspende erfolgen.

Letztlich konnte in den 3 untersuchten Jahren trotz intensiver Bemühungen in 13 Fällen keine eindeutige Begründung dafür gefunden werden, weshalb es nicht zur Durchführung einer Hirntoddiagnostik oder eines Angehörigengespräches kam. Dies sind 0,42% von den 3024 insgesamt am UKE Verstorbenen im Untersuchungszeitraum. Dies zeigt die enorm hohe Datenqualität, da in über 99,5% der Fälle eine exakte Aussage getroffen werden kann.

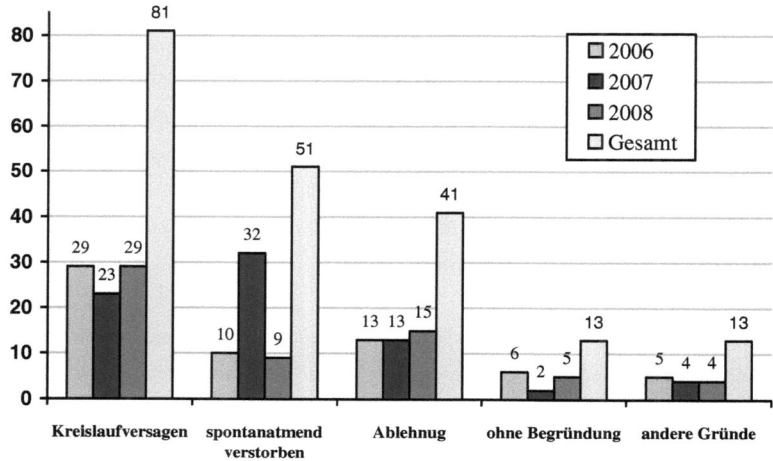

Abbildung 15: Häufigkeit der Ausschlusskriterien von Gruppe B nach Gruppe C, 2006-2008

Zusätzlich fallen aus Gruppe B auch alle Verstorbenen heraus, bei denen die Hirntoddiagnostik zwar gestartet, aber nicht vollendet werden konnte. Dies sind im Beobachtungszeitraum 24 (2006, 12; 2007, 7; 2008, 5) Verstorbene. Begründen lässt sich dies einerseits durch akutes Kreislaufversagen während der Hirntodfeststellung in 14 Fällen (2006, 9; 2007, 3; 2008, 2). Andererseits wurde die Hirntoddiagnostik aufgrund von Ablehnungen im Angehörigengespräch nicht weiter fortgeführt. Während der Hirntoddiagnostik wurden 4 Angehörigengespräche geführt, wobei es in 3 Fällen zu einer Ablehnung kam. Aufzeigen lässt sich hierbei, dass die Zahl der Hirntodfeststellungen, die nicht abgeschlossen wurden, über dem Beobachtungszeitraum abgenommen hat. Weiterhin ist zu bemerken, dass es in 20 (2006, 7; 2007, 10; 2008, 13) Fällen zu einer Ablehnung vor Beginn der Hirntodfeststellung gekommen ist.

### 3.1.3 Gruppe C – Verstorbene mit abgeschlossener Hirntoddiagnostik

Durch Tod oder Ablehnung während der Hirntodfeststellung ergeben sich aus den 132 (2006, 41; 2007, 49; 2008, 42) Patienten noch 68 (2006, 20; 2007, 24; 2008, 24) Patienten, die per Definition als potentielle Organspender gelten. Als potenzielle Organspender werden Verstorbene bezeichnet, bei denen der Hirntod nach den Richtlinien der BÄK festgestellt worden ist und bei denen keine medizinischen Ausschlussgründe zur Organspende bezüglich der Organfunktion oder der Gefährdung des Empfängers durch übertragbare Krankheiten vorliegen. Als einzige unabdingbare Voraussetzung für eine Organspende verbleibt die Zustimmung der Angehörigen respektive der mündlichen oder schriftlichen Einverständniserklärung des Verstorbenen zu Lebzeiten oder seines vermuteten Willens.

*Fachabteilungen*

Wie zuvor bleibt auch hier die neurochirurgische Intensivstation die bezüglich der Fallzahl führende Fachabteilung. Im mittleren Bereich rangieren die internistisch-konservative sowie die allgemeinchirurgische Intensivstation. Diese zeigen jedoch starke Jahresschwankungen der Patientenzahlen. Eine große Abnahme zeigt sich von Gruppe B zu Gruppe C in der Patientenanzahl auf der unfallchirurgischen (-97,4%) und der internistisch-konservativen Intensivstation (-83%) *(s. Abb. 16)*.

Durch statistische Überprüfung mittels ANOVA Test lässt sich zwischen den Fachabteilungen im Verlauf kein signifikanter Unterschied feststellen (p=0,97) *(s. Abb. 35 im Anhang)*.

*Altersverteilung*

Es findet sich eine deutliche Zunahme des Anteils der Patienten im mittleren Altersbereich (16-54 Jahre). Die unter 16jährigen bilden weiterhin den geringsten Anteil. Entgegen dem bundesweiten Trend ist die Gruppe der über 65jährigen sehr klein mit einem Anteil von 24,6% (2006, 20%; 2007, 16,7%; 2008, 33,3%) *(s. Abb. 17)*.

Nach statistischer Überprüfung im ANOVA Test, zeigt sich im Verlauf bei einem p-Wert von 0,99 kein signifikanter Unterschied zwischen den Fachabteilungen *(s. Abb. 31 im Anhang)*.

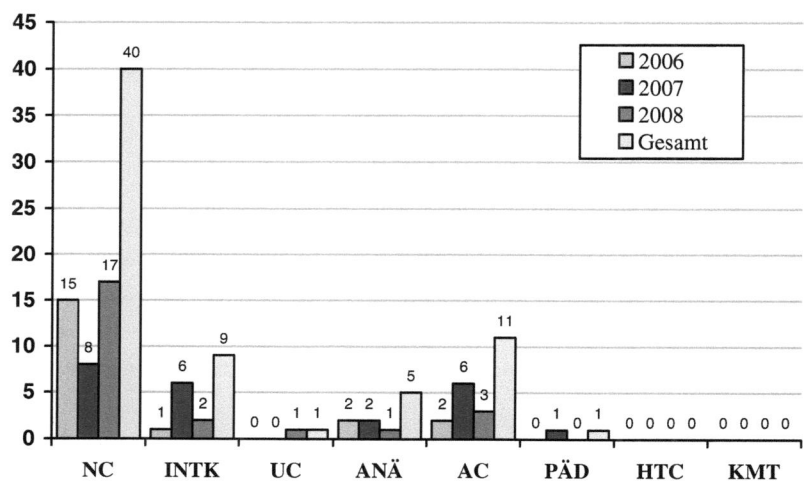

**Abbildung 16: Verteilung der potentiellen Organspender pro Fachabteilung/ Intensivstation 2006 – 2008**; NC: Neurochirurgie, INTK: internistisch-konservative Intensivstation, UC: Unfallchirurgie, ANÄ: Anästhesiologie, AC: Allgemeinchirurgie, PÄD: Pädiatrie, HTC: Herz- und Thoraxchirurgie, KMT: Knochenmarktransplantation

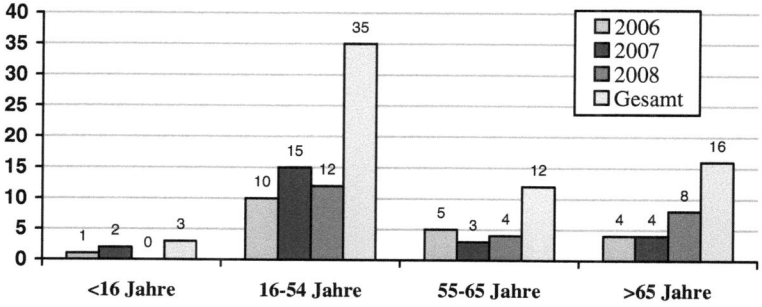

**Abbildung 17: Verteilung der potentiellen Organspender nach Altersgruppen, 2006-2008**

*Ausschlusskriterien für die folgende Gruppe*

Einzige verbleibende unabdingbare Voraussetzung für die Realisierung der Organspende ist die Zustimmung im Angehörigengespräch. Bei den 68 (2006, 20; 2007, 24; 2008, 24) potentiellen

Organspendern ergibt sich im Angehörigengespräch in 29 (2006, 10; 2007, 8, 2008; 11) Fällen eine Ablehnung. Darunter befindet sich ferner ein Fall, in dem keine Angehörigen erreichbar sind. Im Besonderen kommt es im Jahr 2007 zu einer Zustimmung, jedoch zu keiner realisierten Organspende. In diesem Fall konnte im ET-Verbund bei deutlich erweiterten Spenderkriterien zeitgerecht kein passender Empfänger für die Organe der Blutgruppe AB gefunden werden. Bei dem anderen Patienten trat ein plötzliches Kreislaufversagen nach Hirntodfeststellung ein *(s. Abb. 18)*.

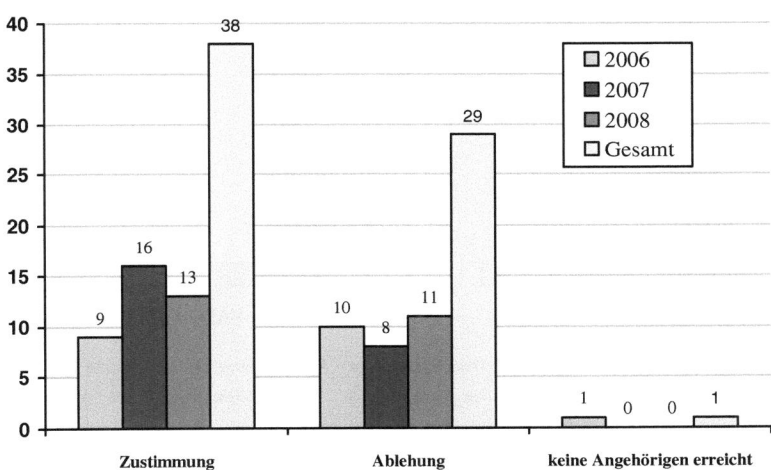

**Abbildung 18: Häufigkeit der Ausschlusskriterien von Gruppe C nach Gruppe D, 2006-2008**

### 3.1.4 Gruppe D – Realisierte Organspender

Am Ende ergeben sich 36 (2006, 9; 2007, 14; 2008, 13) Verstorbene, bei denen eine Organspende durchgeführt werden konnte. Dies entspricht einem Anteil von 8,5% der Gesamtmenge aus Gruppe A.

*Fachabteilungen*

Ebenfalls konstant zeigt sich auch hier die Mehrheit bei der neurochirurgischen Intensivstation, mit zunehmender Tendenz im Jahresvergleich. Dicht gefolgt von der allgemeinchirurgischen Intensivstation, wobei diese Schwankungen im Jahresvergleich unterliegt. Auffällig ist jedoch, dass sich die Patientenanzahl zur vorherigen Gruppe gar nicht verändert hat. Insbesondere im Vergleich zur Gruppe A, hat hier die Gesamtanzahl nur um 4 Patienten abgenommen. Dies ist dadurch bedingt, dass präoperativ Übernahmen zur Organspende nach Abschluss der Hirntodfeststellung und Zustimmung der

Angehörigen aus anderen Krankenhäusern immer von der allgemeinchirurgischen Intensivstation behandelt wurden (s. Abb. 19).

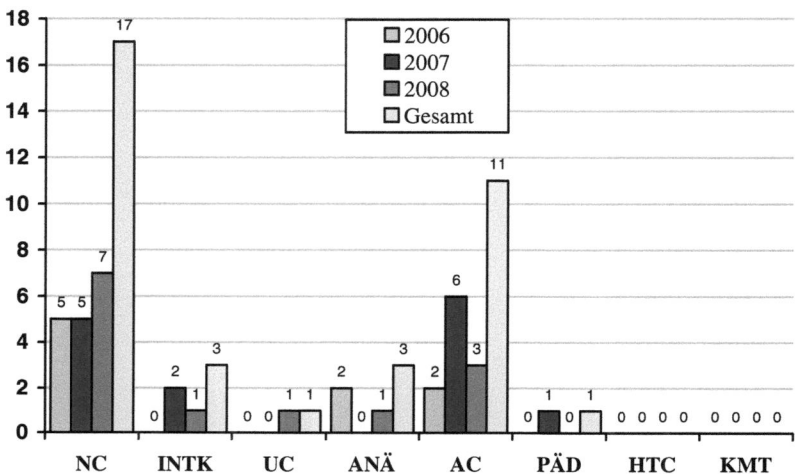

**Abbildung 19:** Verteilung der realisierten Organspender pro Fachabteilung/ Intensivstation 2006 – 2008; NC: Neurochirurgie, INTK: internistisch-konservative Intensivstation, UC: Unfallchirurgie, ANÄ: Anästhesiologie, AC: Allgemeinchirurgie, PÄD: Pädiatrie, HTC: Herz- und Thoraxchirurgie, KMT: Knochenmarktransplantation

Die statistische Überprüfung mit einem ANOVA Test hat ergeben, dass bezüglich der Fachabteilung im Verlauf dieser Gruppe keine Signifikanz vorliegt (s. Abb. 36 im Anhang). Eine weitere vergleichende Untersuchung der Fallzahlen der Gruppe A und Gruppe D mittels Fisher´s Exakt Test ergab keine Signifikanz für die neurochirurgische (p=0,26), unfallchirurgische (p=0,08) und die internistisch-konservativ (p=0,17) geführte Intensivstation. Ein signifikanter Unterschied zeigte sich jedoch in der anästhesiologisch (p=0,04), allgemeinchirurgisch (p=0,006) pädiatrisch (p=0,009) und herzthoraxchirurgisch (p=0,02) geführten Intensivstationen sowie auch in der Abteilung der Knochenmarkstransplantation (p=0,01) (s. Abb. 37-40 im Anhang).

*Altersverteilung*

Wie bereits in Gruppe C zuvor ist auch hier die größte Fallzahl im mittlern Altersbereich. Die anderen Altersgruppen variieren nur geringfügig untereinander. Dies widerspricht dem allgemeinen Trend der immer älter werdenden Organspender, obgleich ursprünglich die älteste Gruppe den größten Anteil in Gruppe A ausgemacht hat (**s. Abb. 20**).

Der ANOVA Test in Gruppe D zeigte bezüglich der Altersverteilung im Verlauf keine Signifikanz (p=0,99) *(s. Abb. 32 im Anhang)*. Die statistische Überprüfung zwischen Gruppe A und D mittels Fisher's Exakt Test zeigte einen signifikanten Unterschied der unter 16jährigen Verstorbenen mit primärer oder sekundärer Hirnschädigung (p=0,01) *(s. Abb. 41 im Anhang)*. Die übrigen Altersgruppen unterscheiden sich nicht signifikant (p=0,19 bei 16-54J, p=0,10 bei 55-65J und p=0,27 bei 65jährigen und älter).

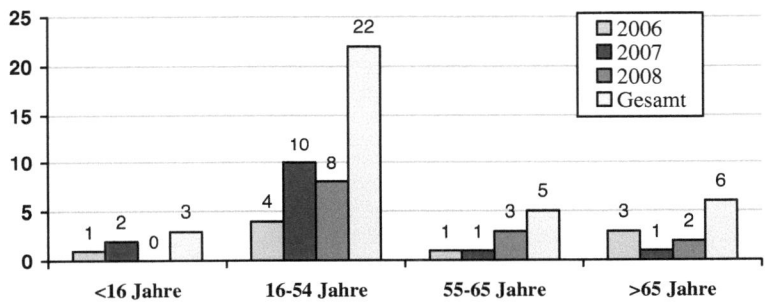

Abbildung 20: Verteilung der realisierten Organspender nach Altersgruppen, 2006-2008

Unter den 36 realisierten Organspendern befinden sich 15 Frauen und 21 Männer im Alter von 1 bis 86 Jahren. Der Median stimmt mit dem Durchschnittsalter überein und liegt bei 44 ± 20 Jahren. Mit 26 versus 10 überwiegt deutlich eine nicht traumatische Hirnschädigung bei den Organspendern. Die Liegedauer auf Intensivstation variiert von 1 bis 48 Tagen, ist aber eher niedrig (Median 3 Tage) und liegt durchschnittlich bei 5,9 ± 8,1 Tagen. Insgesamt wurden in dem Zeitraum von 3 Jahren 10 (2006, 2; 2007, 5; 2008, 3) Organspender aus anderen Kliniken zugewiesen, um die Organspende dann im UKE durchzuführen.

Unter den 36 Organspendern befanden sich 22 Organspender ohne erweiterte Spenderkriterien (2006, 5; 2007, 9; 2008, 8). Es konnten aus dieser Gruppe durchschnittlich 4,2 Organe (Gesamtzahl: 92) transplantiert werden. Nach den Kriterien der BÄK hatten 14 Organspender (2006, 4; 2007, 5; 2008, 5) erweiterte Spenderkriterien *(Bundesärztekammer, 2003)*. Von dieser Gruppe konnten durchschnittlich 3,4 Organe (Gesamtzahl: 48) transplantiert werden. Als erweiterte Spenderkriterien galten bei 6 Verstorbenen (2006, 3; 2007, 1; 2008, 3) ein Alter über 65 Jahre und bei 8 Verstorbenen (2006, 1; 2007, 4; 2008, 3) eine Beatmungsdauer auf Intensivstation vom mehr als 7 Tagen *(s. Abb. 21)*.

| Fall | Alter | Geschlecht | Hirnschädigung | Trauma | Station | Liegedauer | Organe | Jahr |
|---|---|---|---|---|---|---|---|---|
| 1 | 53 | männlich | SAB | Nein | AC | 5 Tage | H, Le, N, P | 2006 |
| 2 | 44 | Weiblich | SAB | Nein | NC | 2 Tage | H, Lu, Le, N, P | 2006 |
| 3 | 14 | männlich | Abszess | Nein | NC | 2 Tage | Lu, Le, N, P | 2006 |
| 4 | 46 | männlich | Hypoxie | Nein | AC | 5 Tage | H, N | 2006 |
| 5 | 72 | männlich | SAB | Nein | ANÄ | 2 Tage | N | 2006 |
| 6 | 66 | Weiblich | ICB | Nein | NC | 3 Tage | Le, N | 2006 |
| 7 | 18 | männlich | SHT | Ja | ANÄ | 2 Tage | H, Le, N | 2006 |
| 8 | 74 | männlich | ICB | Nein | NC | 8 Tage | Le, N | 2006 |
| 9 | 62 | Weiblich | ICB | Nein | NC | 10 Tage | Le, N | 2006 |
| 10 | 18 | männlich | SHT | Ja | AC | 1 Tag | H, Lu, Le, N, P | 2007 |
| 11 | 13 | Weiblich | Sinusvenenthrombose | Nein | AC | 3 Tage | H, Lu, Le, N, P | 2007 |
| 12 | 17 | männlich | Hypoxie | Nein | INTK | 12 Tage | H, Lu, Le, N | 2007 |
| 13 | 44 | männlich | ICB | Nein | NC | 5 Tage | Le, N, P | 2007 |
| 14 | 44 | Weiblich | SAB | Nein | AC | 2 Tage | Le, N, P | 2007 |
| 15 | 26 | Weiblich | ICB | Nein | NC | 3 Tage | H, Lu, Le, N, P | 2007 |
| 16 | 44 | Weiblich | SAB | Nein | AC | 2 Tage | H, Le, N | 2007 |
| 17 | 39 | Weiblich | SAB | Nein | NC | 2 Tage | Le, N, P | 2007 |
| 18 | 67 | männlich | Basilaristhrombose | Nein | INTK | 6 Tage | N | 2007 |
| 19 | 1 | männlich | ICB | Nein | PÄD | 8 Tage | Le, N | 2007 |
| 20 | 62 | männlich | SHT | Ja | NC | 5 Tage | Le, N | 2007 |
| 21 | 41 | männlich | SHT | Ja | AC | 18 Tage | H, Lu, Le, N, P | 2007 |
| 22 | 21 | Weiblich | Hirnödem | Nein | NC | 3 Tage | H, Lu, Le, N | 2007 |
| 23 | 21 | männlich | Hypoxie | Nein | AC | 7 Tage | Lu, Le, N, P | 2007 |
| 24 | 51 | Weiblich | Hirntod (SAB) | Nein | AC | 10 Tage | Le, Lu, N | 2008 |
| 25 | 41 | Weiblich | SAB | Nein | AC | 5 Tage | Le, N | 2008 |
| 26 | 45 | Weiblich | SHT | Ja | AC | 1 Tag | H, Le, N, P | 2008 |
| 27 | 86 | Weiblich | SDH | Ja | NC | 1 Tag | Le, N | 2008 |
| 28 | 39 | männlich | SAB | Nein | NC | 13 Tage | Le, N | 2008 |
| 29 | 32 | Weiblich | Hirnödem | Nein | ANÄ | 48 Tage | Le, N | 2008 |
| 30 | 71 | männlich | ICB | Ja | NC | 2 Tage | N | 2008 |
| 31 | 33 | männlich | Kopfschuss | Ja | NC | 3 Tage | Le, N | 2008 |
| 32 | 64 | männlich | SAB Hirntod | Ja | UC | 6 Tage | Le, N | 2008 |
| 33 | 60 | männlich | Hirninfarkt Hirntod | Nein | INTK | 1 Tag | Le, N | 2008 |
| 34 | 46 | Weiblich | SAB | Nein | NC | 2 Tage | Le, N | 2008 |
| 35 | 51 | Männlich | ICB | Nein | NC | 3 Tage | Le, N | 2008 |
| 36 | 59 | Männlich | ICB | Ja | NC | 2 Tage | H, Lu, Le, N | 2008 |

**Abbildung 21: Realisierte Organspender, 2006-2008,** Abkürzungen für:

1. Transplantierte Organe: H = Herz, Lu = Lunge, Le = Leber, N = Nieren, P = Pankreas

2. Fachabteilungen: AC: Allgemeinchirurgie, ANÄ: Anästhesiologie, INTK: Internistisch-Konservativ, NC: Neurochirurgie, PÄD: Pädiatrie, UC: Unfallchirurgie

3. Hirnschädigung: ICB: Intrakranialblutung, SAB: Subarachnoidalblutung, SDH: Subduralhämatom, SHT: Schädelhirntrauma,

Somit ergibt sich eine Gesamtzahl von 140 (2006, 34; 2007, 63; 2008, 43) gespendeten Organen. Verteilt auf die einzelnen Organe ergeben sich 13 Herzen, 11 Lungen, 32 Lebern, 72 Nieren sowie 12 Bauchspeicheldrüsen. Das entspricht insgesamt 3,9 Organe pro Organspender. Achtzehn dieser Organe konnten an Empfänger aus dem UKE transplantiert werden. Darunter befand sich ein rechter Lebersplit. Dies zeigt die hohe Rate an Multiorganspendern gemessen an allen realisierten Organspendern im Beobachtungszeitraum und die relativ geringe Anzahl von Organen, die im eigenen Zentrum transplantiert wurden. Weitere Details sind der Tabelle zu entnehmen.

# 4  Diskussion

Die 424 (2006, 131; 2007, 159; 2008, 134) Verstorbenen der Intensivstationen am UKE mit primärer oder sekundärer Hirnschädigung bilden das Ausgangskollektiv für diese Arbeit. Dabei wurden primär alle Patienten mit einer solchen Diagnose eingeschlossen, auch wenn bereits bekannt war, dass möglicherweise eine medizinische Kontraindikation für eine Organspende bestand. Erst nach intensiver Evaluation der Einzelfälle wurde entschieden, ob es sich um eine medizinische Kontraindikation handelt, die eine Organspende nicht zulässt. Dazu wurde das Raster anfangs bewusst grob gewählt, so dass alle für eine Organspende in Frage kommenden Verstorbenen evaluiert wurden. Zeigte sich im Verlauf eine relative oder absolute Kontraindikation, wurde die Frage nach medizinischer Kontraindikation unter besonderer Berücksichtigung des Einzelfalles entschieden.

Absolute medizinische Kontraindikation sind Malginome, mit Ausnahme von einigen primären Hirntumoren, bereits geheilten Malignomerkrankungen oder nicht metastasierenden Malignomen. Im Untersuchungszeitraum wurden 54 (2006, 16; 2007, 21; 2008, 17) Verstorbene aufgrund eines Malignoms ausgeschlossen. Darunter gab es 4 Fälle, bei denen eine Organspende grundsätzlich möglich erscheint. Da eine eindeutige Klärung der Klassifikation des Malignoms nicht möglich war, konnte nicht weiter in Richtung Organspende evaluiert werden.

Das Vorhandensein einer Tuberkulose ist unstrittig eine absolute medizinische Kontraindikation. Das Vorhandensein einer HIV Infektion allerdings, kann unter bestimmten Umständen als relative Kontraindikation angesehen werden. So könnte einem HIV Erkrankten auf der Warteliste durchaus ein Organ eines HIV erkrankten Organspenders transplantiert werden. In den 4 Fällen des Untersuchungszeitraumes war diese Infektion allerdings dreimalig in Kombination mit anderen Erkrankungen aufgetreten, welche separat als Kontraindikation gewertet wurde. Aufgrund dessen ist eine Organspende nicht möglich gewesen. Einmalig bestand zusätzlich eine unklare Meningoenzephalitis, wobei hier aufgrund einer Ablehnung die weitere Evaluation nicht fortgeführt werden konnte. Eine Infektion mit multiresistenten Keimen oder Pilzen ist ebenfalls eine absolute Kontraindikation für eine Organspende.

Durch MOV und Sepsis sind 68 Verstorbene (2006, 25; 2007, 22; 2008, 21) von einer weiteren Evaluation ausgeschlossen worden. Dieser Verlauf ist hauptsächlich von der Schwere der Erkrankung und von der intensivmedizinischen Therapie abhängig. Nach Aktenlage und Rücksprache mit den behandelnden Ärzten wurden hier die medizinischen Kontraindikationen definiert

Nicht unbedeutend ist auch die Anzahl der Verstorbenen, die aufgrund anderer als die vorgenannten Gründe medizinisch nicht für eine Organspende in Betracht kamen. Diese 43 Verstorbenen (2006, 13;

2007, 16; 2008, 14) zeigten häufig mehrere gravierende Erkrankungen, die oftmals im fortgeschrittenen Stadium vorlagen. Hierzu zählen Atherosklerose, Diabetes mellitus und dessen Folgeerkrankungen, Insuffizienzen von Herz, Leber und Niere sowie auch Sepsis und Infektionen mit multiresistenten Keimen, die in Kombination mit anderen Erkrankungen auftraten. Eine genaue Auflistung der Ausschlussdiagnosen gibt *Abbildung 21*

In Gruppe B konnten 267 (2006, 82; 2007, 99; 2008, 86) Verstorbene eingeschlossen werden. Dabei ist es Ziel, diese Patienten intensivmedizinisch zu behandeln, um die Hirntoddiagnostik abschließen zu können. Die häufigste Ausschlussdiagnose, weshalb eine HTD nicht eingeleitet werden konnte, bestand darin, dass die Patienten entweder bei vorhandener Spontanatmung oder zunehmendem Kreislaufversagen verstorben sind. Stirbt ein Patient bei vorhandener Spontanatmung, liegt nach Richtlinien der BÄK kein Hirntod vor und somit kommen diese Verstorbenen nicht als Organspender in Frage. Dies trifft für 51 (2006, 10; 2007, 32; 2008, 9) Verstorbene aus Gruppe B im Untersuchungszeitraum zu.

An Kreislaufversagen vor Abschluss der HTD verstarben im Untersuchungszeitraum 81 (2006, 29; 2007, 23; 2008, 29) Patienten. Hier liegt der bestimmende Faktor in der intensivmedizinischen Therapie. So ist es oft nicht möglich, schwerverletzte Patienten bis zum Abschluss der HTD zu führen.

Bei 4 Verstorbenen (2006, 2; 2007, 2; 2008, 0) gab es andere Gründe, weshalb es nicht zu einem Beginn der HTD gekommen ist. Diese sind im Einzelnen sehr vielfältig, sollen aber hier kurz genannt werden. In 2006 bestand zum einen die gefürchtete Bedrohung durch Angehörige, weshalb auf die Einleitung einer HTD sowie auch das Angehörigengespräch aus Angst verzichtet worden ist. Zum anderen waren bei einigen Verstorbenen keine Angehörigen feststellbar, weshalb auch hier keine weitere HTD erfolgte. Im Jahre 2007 konnten ebenfalls in einem Fall keine Angehörigen festgestellt werden. In einem weiteren Fall befand sich der Patient unter Betreuung. Betreuer gelten nicht als Angehörige und damit bestand keine eindeutige Rechtsgrundlage für die Zustimmung zur Organspende.

Ohne Begründung wurde die HTD in 13 (2006, 6; 2007, 2; 2008, 5) Fällen nicht eingeleitet. Es konnten nach Akteneinsicht keine schlüssigen Begründungen gefunden werden, weshalb es hier nicht zur weiteren Evaluation gekommen ist. Dies entspricht bei 3024 Verstorbenen am UKE lediglich 0,42% und zeigt damit die hohe Datenqualität der Untersuchung. Ob innerhalb dieser 13 Fälle eine weitere Organspende realisierbar gewesen wäre, kann nicht geklärt werden.

In den 132 (2006, 41; 2007, 49; 2008, 42) Fällen, bei denen eine HTD eingeleitet wurde, konnte diese nicht immer zum Abschluss gebracht werden. Dies lag im Wesentlichen an zwei Gründen. Zum einen wurde die HTD nicht weiter fortgeführt, wenn sich im Angehörigengespräch eine Ablehnung ergeben hat. So konnte in 41 Fällen (2006, 13; 2007, 13; 2008, 15) in dieser Phase seitens der Angehörigen keine Zustimmung zur Organspende erreicht werden. Betrachtet man die Entscheidungsgrundlage der Angehörigen nach einer Auswertung der DSO näher, so zeigt sich ein signifikanter Unterschied bei Zustimmung oder Ablehnung einer Organspende *(Hesse, Waage, 2009a)*. Ohne den Willen des Verstorbenen zu kennen liegt die Entscheidung einzig und allein bei den Angehörigen. Dabei entscheiden sich nach Angaben der DSO drei Mal mehr Angehörige für eine Ablehnung als für eine Zustimmung *(s. Abb. 23 im Anhang)*. Dies zeigt, wie wichtig eine umfassende Aufklärung und Entscheidung des Verstorbenen im Vorfeld einer Organspende ist.

In Gruppe C wird deutlich, wie wenig Verstorbene tatsächlich vom Gesamtkollektiv aus Gruppe A weiter evaluiert werden konnten, die nach Abschluss aller Diagnostik medizinisch für eine Organspende geeignet sind. Von den 68 potentiellen Organspendern (2006, 20; 2007, 24; 2008, 24) konnten nur 38 Zustimmungen (2006, 9; 2007, 16; 2008, 13) durch Angehörige erzielt werden. Durch diese hohe Ablehnungsrate, kann fast jede zweite Organspende nicht realisiert werden. Da von einem Organspender im Durchschnitt 3,8 Organen transplantiert werden, verwährt eine Ablehnung gleich vier Patienten auf der Warteliste die lebensrettende Therapie. Es zeigt sich hierbei auch, welchen Einfluss diese Entscheidung der Angehörigen auf den Organspendeprozess hat.

Durch die 36 realisierten Organspender (2006, 9; 2007, 14; 2008, 13) konnten 140 Organe transplantiert werden. Aus logistischen Gründen erfolgt im UKE auch die Organentnahme von Spendern aus einigen externen Krankenhäusern. Im Einzelnen kam es 2006 in 2 Fällen, 2007 in 5 Fällen und 2008 in 3 Fällen zu einer solchen Organentnahme. Betrachtet man nun abzüglich dieser Verstorbenen die Entwicklung im Jahresvergleich, so befindet sich das UKE bei den realisierten Organspenden auf einem kontinuierlich ansteigenden Niveau. Dabei fällt auf, dass es sich überwiegend um Spender aus dem mittleren Altersbereich handelt. Dies widerspricht dem allgemeinen Trend der immer älter werdenden Organspender. Bundesweit zeigt sich eine Zunahme in der Gruppe der über 65jährigen bei einer Abnahme in der Gruppe der 16 bis 54jährigen *(s. Abb. 24 im Anhang)*. Den größten Anteil verliert am UKE die Altersgruppe größer 65 Jahre von Gruppe B zu Gruppe C. Dies bedeutet, dass die älteren Patienten medizinisch gesehen zwar als Organspender mit erweiterten Kriterien geeignet waren für eine Organspende, die HTD jedoch nicht abgeschlossen wurde.

In der statistischen Auswertung zeigt sich, dass die Altersverteilung im Verlauf in den einzelnen Gruppen mittels ANOVA Test keine Signifikanz aufweist. Aber im Fischer´s Exakt Test zeigt sich ein signifikanter Unterschied in der Altersgruppe <16J von Gruppe A zu Gruppe D. Grundsätzlich jedoch sind die Multiorganentnahmen gerade bei älteren Spendern durch verbesserte Techniken der Organkonservierung und durch die Akzeptanz erweiterter Kriterien bei Organspendern im Verlauf der letzten 10 Jahre um das Doppelte angestiegen *(s. Abb. 25 im Anhang)*. Durchschnittlich kam es über alle Altersgruppen betrachtet bundesweit zur Entnahme von 3,3 Organen pro Spender. Am UKE können pro Spender 3,9 Organe entnommen und dann transplantiert werden.

Die Verteilung der Organspender auf die einzelnen Fachabteilungen lässt sich anhand der Grunderkrankung erklären. So sind Patienten der neurochirurgischen Intensivstation eher als Organspender geeignet als Patienten der Knochenmarkstransplantation. In der statistischen Auswertung zeigt sich ein inhomogenes Bild. Während die Verteilung der Verstorbenen pro Fachabteilung im ANOVA Test keine signifikanten Unterschiede im Verlauf aufzeigt, ergeben sich im Fischer´s Exakt Test durchaus signifikante Unterschiede. Die Fallzahlentwicklung der Gruppen A und D für die Fachabteilungen Pädiatrie, Knochenmarkstransplantation, Herz-Thorax-Chirurgie, Anästhesiologie und Allgemeinchirurgie unterscheiden sich signifikant. Für die allgemeinchirurgische Fachabteilung lässt sich dies insofern begründen, dass die Mehrzahl der Organspender von externen Kliniken stammt und im UKE nur die Explantation erfolgte.

Im Vergleich zu anderen Universitätsklinken liegt das UKE bezüglich realisierter Organspender im Mittelfeld. Die Universitätsklinik Köln konnte 2008 zum Vergleich 18 Explantationen durchführen, am Universitätsklinikum Düsseldorf waren es jedoch nur 7 durchgeführte Organspenden *(Hesse, Waage, 2009b)*. Die Universitätsklinik mit den meisten Explantationen in Deutschland hat im Jahr 2008 jedoch gerade mal 23 Organentnahmen in der eigenen Klinik durchgeführt. Die anderen 9 der 10 Universitätsklinken mit den meisten Multiorganentnahmen haben zwischen 14 und 18 durchgeführte Explantationen *(s. Abb. 26 im Anhang)*. Unter den Krankenhäusern mit Neurochirurgie leisteten die 10 führenden Kliniken 10 bis 15 Explantationen im Jahr 2008. Auch Krankenhäuser ohne neurochirurgische Abteilung konnten mit immerhin bis zu 5 Explantationen erheblich zum Organspendeaufkommen beitragen. Dennoch sollte auch das Verhältnis von Explantationen und Transplantation im Einzugsbereich eines Transplantationszentrums nicht außer Acht gelassen werden. So zeigt sich beispielhaft in 2008, dass das chirurgische Team des UKE bei 150 Einsätzen, meist an externen Krankenhäusern, 289 Organe für Organempfänger zur Verfügung stellen konnte. Im Gegenzug konnten inklusive der Lebendspenden 282 Organe im UKE erfolgreich transplantiert werden. Die Balance ist nahezu ausgeglichen, zeigt jedoch einen leichten Überhang zur Bereitstellung von Organen für eine Transplantation im Einzugsgebiet des UKE.

Bei der Durchsicht der Akten ist aufgefallen, dass es nur selten ein Formular zur Dokumentation eines Angehörigengespräches gibt. Dies ist ungünstig, da eine so wichtige und vor allen Dingen entscheidende Handlung dokumentiert werden muss, auch wenn formal eine einfache Aktennotiz ausreicht. Lediglich der Gründlichkeit einiger Ärzte ist es zu verdanken, das Zeitpunkt und in manchen Fällen auch Dauer sowie Gesprächspartner schriftlich festgehalten wurden. Auf dem Grund dieser Tatsache ist am UKE folgende Lösung umgesetzt worden: Der bisherige Erhebungsbogen für Verstorbene mit primärer oder sekundärer Hirnschädigung wurde ergänzt *(s. Abb. 6)*. Zielvorgabe war es, den Bogen nach wie vor auf eine DIN A4 Seite beschränkt zu lassen und dabei dennoch zusätzlich die wichtigsten Informationen eines Angehörigengespräches zu dokumentieren, als da wären: Zeitpunkt, Dauer, Gesprächsführer, teilnehmende Angehörige und das Ergebnis. Somit ist gewährleistet, dass dem Transplantationsbeauftragten auf einem Blick sofort alle wichtigen Informationen zu Verfügung stehen. Durch die Notwendigkeit, dieses Dokument bei jedem auf der Intensivstation Verstorbenen mit Hirnschädigung auszufüllen, entsteht nur ein minimaler Aufwand für den behandelnden Arzt, obgleich es einen enormen Gewinn an Information bedeutet.

Im Wesentlichen sind weiterhin nun zwei Dinge zu diskutieren *(Van Gelder et al., 2008)*. Zum einen, wie die Erkennung von Organspendern durch Fachpersonal gesteigert *(Cohen et al., 2008)* werden kann. Zum anderen besteht trotz generell positiver Einstellung der Bevölkerung zum Thema Organspende, immer noch eine sehr hohe Ablehnungsrate in den Angehörigengesprächen *(Abouna, 2008)*.

Trotz der positiven Einstellung von Medizinstudenten und medizinischem Fachpersonal zur Organspende (84%), herrscht in vielen Kliniken immer noch große Unsicherheit in diesem Bereich *(Bilgel et al., 2006; Rios et al., 2006; Schaeffner et al., 2004)*. Da gerade in kleinen Krankenhäusern ein potentieller Organspender selten vorkommt, ist das Personal oft überfordert und weiß nicht ausreichend mit der Situation umzugehen. *(Klassen et al., 1999)*. Der Wille und die Kenntnis der Fachkräfte, einen möglichen Organspender zu erkennen, ist ein wesentlicher limitierender Faktor *(Borgh, Madsen, 2005; Roels et al., 2002)*. Einer Untersuchung nach, liegt die Rate der Nichterkennung bei bis zu 22%, was bei einer angenommenen durchschnittlichen Ablehnungsrate von etwa 50% eine Steigerung der Organspender um 11% ergeben würde *(Madsen, Bogh, 2005)*. Gerade in der Akutsituation, wo es um die Betreuung und Aufklärung der Angehörigen geht, sehen sich 60,7% der Ärzte und Pfleger nicht ausreichend vorbereitet, was ihre Kenntnisse bezüglich Spenderbetreuung und Organerhaltung betrifft. Darum ist eine Fortbildung in diesem Bereich so enorm wichtig *(Bardell et al., 2003)* . Nur 62,5% der Ärzte trauen sich zu, den Hirntod zu erklären. Lediglich 53,1% fühlen sich in der Lage gewachsen, Angehörige nach der Organspende zu befragen *(Akgun et al., 2002; Bein et al., 2003)*.
Deshalb muss weiterhin und noch intensiver als bisher die Weiterbildung von Fachkräften in den Kliniken erfolgen *(Opdam, Silvester, 2004; Opdam, Silvester, 2006)*.

In Zusammenarbeit mit der DSO und dem Thieme Verlag gibt es seit März 2008 eine zertifizierte Fortbildung „Organtransplantation" *(Kirste, 2008)*. Darin wird der Ablauf einer Organspende auf wenigen Seiten dargestellt und besonderes Augenmerk auf das rechtzeitige Erkennen eines potentiellen Spenders gelegt *(Cohen et al., 2005)*. Es konnte ebenfalls in Pilotprojekten gezeigt werden, dass durch klare Rollenverteilung des Fachpersonals, aber auch übergreifende Zusammenarbeit und mit verständlichen Richtlinien, eine Erhöhung der Spenderrate machbar ist *(Roels et al., 2002)*.

Neuste Studien zeigen, dass bereits eine frühestmögliche Evaluation in der Notaufnahme die Wahrscheinlichkeit einer Organspende erhöht *(Ergin et al., 2008; Michael, O'Connor, 2009)*. Anhand umfassender Protokolle, die alle Fragen in Zusammenhang mit Organspende beleuchten, ist eine größere Handlungssicherheit beim Personal vorhanden. Somit konnte in den USA mit dem Projekt >>Donor Action<< bereits nach einem Jahr eine Steigerung der Organspenderate um 59% erreicht werden *(Roels et al., 2002)*.

Immer noch ist die Ablehnung durch Angehörige der größte und entscheidende Faktor, welcher eine Organspende bei prinzipieller Eignung des Verstorbenen limitiert. Obwohl die Bevölkerung im Allgemeinen einer Organspende positiv gegenüber steht, zeigt sich im entscheidenden Moment eine ablehnende Haltung *(Barber et al., 2006; Bilgel et al., 2004; Madsen, Bogh, 2005; Mathew, 2004; Persson et al., 2005; Roels et al., 2002)*. Besonders bei Angehörigen von Patienten mit Migrationshintergrund ist die Ablehnungsrate höher als dies in der übrigen Population der Fall ist *(Barber et al., 2006; Heuer et al., 2009c)*. Keinen Einfluss auf die Entscheidung der Angehörigen haben Alter und Geschlecht des Verstorbenen *(Barber et al., 2006)*.

Ferner beschreiben Studien, dass die Einstellung der Familie zum Thema Organspende und deren Verständnis von komplexen medizinischen Vorgängen, wie dem Hirntod, einen großen Einfluss auf das Ergebnis des Angehörigengespräches haben *(Siminoff et al., 2003)*. Für den Großteil der Hinterbliebenen ist es schwierig, etwas mit der Diagnose Hirntod anzufangen. Denn insbesondere für Laien bedeutet der Tod eines Patienten oft jenen Zustand, in dem das Herz nicht mehr schlägt. Es obliegt nun dem Arzt, die Situation des Hirntods klar zu vermitteln und die Angehörigen davon zu überzeugen, dass es sich um einen Verstorbenen handelt.

Es wird beschrieben, dass sich eine Entkoppelung der Frage nach Organspende und der Benachrichtigung des Todes als positiver Einfluss auf die Entscheidung niederschlägt *(Siminoff et al., 2002; Sque et al., 2008)*. So wäre die Einführung einer grundlegenden Befragung der Angehörigen von Patienten, die auf eine Intensivstation verlegt würden, eine überdenkbare Angelegenheit. Möglich wäre, den Angehörigen bei Aufnahme auf Intensivstation die Frage zu stellen, ob beim Patienten lebenserhaltenden Maßnahmen vorgenommen werden sollen und wie die Einstellung zur Organspende ist. Die Angehörigen hätten dann häufiger Zeit, um sich darüber Gedanken zu machen und eine wohlüberlegte Entscheidung zu treffen. Oftmals fühlen sich Angehörige unter Druck gesetzt, eine Entscheidung treffen zu müssen, dabei kommt es dann häufig zu einer Ablehnung.

Die Frage nach Organspende könnte zu einer Standardfrage bei Aufnahme auf Intensivstationen werden. So wie es die Fragen nach Medikamenten, Vorerkrankungen und Beschwerden bei Aufnahme auf eine Normalstation bereits sind. Darüber hinaus erscheint auch eine Kombination aus Patientenverfügung und Organspendeausweis als sehr sinnvoll. So sollten Ärzte, die auf das Thema der Patientenverfügung angesprochen werden auch auf die große Bedeutung der Organspende hinweisen *(Osterloh, Richter-Kuhlmann, 2009)*. Die Mortalitätsrate auf einer Intensivstation ist höher als auf Normalstation, also auch der richtige Zeitpunkt, sich mit der Antwort auf diese Fragen zu beschäftigen, wenn dies im Vorfeld noch nicht geschehen ist.

Grundsätzlich aufschlussreich zu wissen wäre, wie sich das Ergebnis des Angehörigengespräches in Bezug auf den oder die Gesprächsführer verhält. Aufgrund der geringen Fallzahl der geführten Gespräche und der häufig wechselnden Konstellationen der Gesprächsführer am UKE kann darauf in dieser Arbeit nicht näher eingegangen werden. Ebenso kann leider auch keine objektive Bewertung des Gesprächszeitpunktes erfolgen.

Studien belegen, dass mehr als 50% der Angehörigen ihre Entscheidung bereits bei der initialen Anfrage zur Organspende treffen. Von diesen befürworten mehr als die Hälfte eine Organspende *(Siminoff et al., 2001)*. Dabei fällt auf, dass besonders diejenigen Familienmitglieder eine Zustimmung abgeben, in dessen Familien dieses Thema bereits im Vorfeld diskutiert worden ist *(Seiler et al., 2006)*. Es zeigt sich, dass die Umstände des Krankenhauses und des Todes keinen Einfluss auf die Entscheidungsfindung haben. Diese hängt maßgeblich von der Einstellung der Angehörigen zum Thema Organspende ab *(Muthny et al., 2004; Siminoff et al., 2001)*. Deshalb ist es wichtig, die Bevölkerung so gut wie nur möglich darüber aufzuklären und das Thema in das Bewusstsein der Menschen zu bringen. Eine Befragung in den Jahren 2002 bis 2004 offenbarte, dass mehr als 90% der Befragten nicht über den Willen ihrer Nächsten Bescheid wussten *(Wesslau et al., 2007)*. Unwissenheit über die Entscheidung birgt ein hohes Risiko für eine Ablehnung durch die Angehörigen. Ebenfalls verhält sich eine zunehmende Anzahl der in den Entscheidungsprozess involvierten Familienmitglieder negativ zu Gunsten einer Zustimmung. Daneben spielen auch Bildungsstand, kultureller Hintergrund und Zufriedenheit mit dem medizinischen Personal eine Rolle bei der Entscheidung. Nicht zu vernachlässigen sind auch das Alter des Verstorbenen und die Verweildauer im Krankenhaus *(Mossialos et al., 2008; Rodrigue et al., 2008)*.

Eine Befragung durch Hamza et al. ergab, dass über 80% der deutschen Bevölkerung dem Thema positiv gegenüber stehen und zwei Drittel durchaus bereit wären, ihre Organe nach dem Tod zu spenden *(Hamza et al., 2006; Witzke et al., 2005)*. Die aktuellste strukturierte Umfrage zum Thema Organspende bestätigt nach wie vor diesen Trend *(Allensbach, 2004; forsa., 2008)*. So möchte sich ein Drittel der Deutschen in nächster Zeit einen Organspendeausweis zulegen. Um dieses Vorhaben zu konkretisieren, muss mehr Aufklärung betrieben werden, damit sich diese Überlegung auch zum Tragen eines Organspendeausweises führt.

Ein geeigneter Zeitpunkt für eine gezielte Aufklärung der gesamten Bevölkerung wäre, dies mit in den Lehrplan der Schulen aufzunehmen, wie es bereits von mehr als einem Drittel (36%) der Jugendlichen gewünscht wird *(Cantarovich, 2002)*. Obwohl die meisten Jugendlichen in Deutschland dem Thema Organspende positiv gegenüber stehen (85%) und auch mehr als zwei Drittel (68%) grundsätzlich bereit wären, ihre Organe nach dem Tod zu spenden, haben sich 42% noch nie mit dem Thema beschäftigt und nur 11% besitzen einen Organspendeausweis *(forsa., 2003)*. In Verlaufsbeobachtungen zeigt sich eine leichte Zunahme an jugendlichen Trägern eines Organspendeausweises auf 12%, in der

Allgemeinbevölkerung sind 17% Träger eines Organspendeausweises *(forsa., 2008)*. Dieses Thema ist von der Bedeutsamkeit her mit der Sexualkunde und der Protektion vor Geschlechtskrankheiten gleichzusetzen. Denn nur wer gut darüber informiert ist, kann sich selbst eine Meinung dazu bilden und Entscheidungen treffen.

Der bedeutsamste Ansatzpunkt, die Organspenderzahlen zu erhöhen, ist die Erhöhung der Zustimmungsrate *(Frutos, Alonso, 2003; Sheehy et al., 2003)*. Nur durch mehr Information und strukturierte Aufklärung, lassen sich falsche Vorstellungen und insbesondere dadurch entstandene Vorurteile gegenüber der Organspende ausräumen. Eine Befragung der Mitarbeiter des UKE über das Vorhandensein eines Organspendeausweises ergab, das etwa 55% der Befragten einen Spenderausweis besitzen *(Radünz et al., 2009)*. Wobei insbesondere der Anteil bei Ledigen und dem ärztlichen Personal über 60% lag. Dies zeigt klar die hohe Bereitschaft zur Organspende bei Mitarbeitern, die leicht Zugang zu Informationen und Organspendeausweisen haben. Jedoch besteht auch in diesem Kollektiv noch weiterer Aufklärungsbedarf.

Es gibt immer wieder Anregungen, dem Mangel an Organspenden durch monetäre Anreize entgegen zu wirken *(Rodrigue et al., 2009)*. Diese aktuelle Befragung ergibt, dass sich die Mehrheit der Befragten eine Erstattung der Bestattungskosten, eine Steuerrückzahlung oder auch einen Steuervorteil bei Registrierung als Organspender vorstellen kann. Auch für Lebendspender könnten steuerliche Vorteile einen Anreiz zur Organspende geben. Dennoch wären zuvor staatlich kontrollierte Evaluationen notwendig, bevor entsprechende Gesetzesänderungen vorgenommen würden und zusätzlich erscheint der Erfolg und diue Sinnhaftigkeit solcher Maßnahmen sehr fraglich.

Ferner wäre die Anlage eines Organspenderegisters auch für Deutschland eine mögliche Lösung. Dies wird beispielsweise bereits in Australien, Dänemark, Großbritannien und den Niederlanden, die ebenfalls die erweiterte Zustimmungslösung haben, praktiziert. Darin könnten alle Zustimmungen und auch Ablehnungen zentral hinterlegt werden, was eine Entscheidungsfindung oftmals erleichtern und beschleunigen könnte. Insbesondere dann, wenn keine Angehörigen existieren oder diese nicht erreichbar sind. Gerade auch vor dem Hintergrund, dass rund 90% der Hinterbliebenen den Willen der Angehörigen nicht einmal kennen, könnte ein Register Klarheit schaffen. Dabei ist keineswegs gemeint, die gesetzliche Grundlage zu verändern, lediglich ein Register zu schaffen, in welchem die Meinungen festgehalten werden könnten. *(Coppen et al., 2008)*.

Durch Entwicklung von festen Beziehungen zwischen Kliniken, Organisations- und Vermittlungsstellen sowie die Einführung von klaren Strukturen (Standards), die die Anleitung für das praktische Vorgehen bei potentiellen Organspendern und mit deren Angehörigen im Gespräch regeln, sollte der Umgang mit potentiellen Organspendern verbessert werden können *(Saner et al., 2004)*. Dadurch kann die Rate der

Organspender zunehmen und so nachhaltig zu einer Erhöhung des Organangebotes führen *(Pomfret et al., 2008; Sheehy et al., 2003; Tyden, 2007)*. Es zeigt sich, dass besonders auf neurochirurgischen Intensivstationen die Fachkräfte besser mit der Situation zurechtkommen, als auf Intensivstationen anderer Abteilungen. Ferner beeinflusst auch die persönliche Einstellung zur Organspende das Ergebnis des Angehörigengespräches *(Decker et al., 2008; Sanner, 2006)*. Dementsprechend müssen diese Fertigkeiten überprüft und gegebenenfalls über Fortbildungen angepasst werden, um die Effizienz zu erhöhen.

Vor diesem Hintergrund wurde 2007 ein Leitfaden Organspende für das UKE entwickelt *(s. Abb. 27 im Anhang)*, der die hausinterne Vorgehensweise regelt. Auf 2 Seiten werden alle wichtigen Aspekte zur Evaluation und Durchführung einer Organspende am UKE dargestellt. Zur Vereinfachung des Ablaufes vor und während der Durchführung einer Organspende erfolgte ebenfalls die Erstellung eines Ablaufschemas *(s. Abb. 28 im Anhang)*. Zusätzlich erfolgt die Information über Unterricht zur Organspende im Rahmen der Facharztausbildung, Schwesternschule, Studentenunterweisung und Weiterbildungsveranstaltungen in den Kliniken. Außerdem finden in regelmäßigen Abständen Informationsveranstaltungen auf dem Krankenhausgelände statt und Informationsmaterialien liegen flächendeckend aus.

Die Auswahl geeigneter Organspender, die intensivmedizinische Behandlung, die Hirntoddiagnostik und die Gesprächsführung mit den Angehörigen sind weiterhin eine medizinische und ethische Herausforderung für alle Beteiligten. Durch intensive und strukturierte Aufklärung der Bevölkerung und der gesprächsführenden Ärzte, könnte die Ablehnungsrate minimiert werden. Eine organisatorische Verbesserung mit systematischer Einführung von Transplantationsbeauftragten und strukturierter hausinternen Organisation kann die Organspenderate durch verbesserte Analyse und Ausschöpfung des vorhandenen Potentials steigern. Das Ziel ist weiterhin eine zeitnahe Erfassung und Dokumentation potentieller Organspender. Unabdingbar ist dabei eine Diskussion jedes einzelnen Falles mit den behandelnden Ärzten. Eine Sensibilisierung des Fachpersonals für mögliche Organspender kann auch durch die Fachweiterbildung nachhaltig zur Erhöhung des Organspenderpotentials beitragen.

Die Steigerung der Anzahl von Organspendern am UKE kann kontinuierlich über die 3 untersuchten Jahre beobachtet werden. Die Dokumentation aller in Frage kommenden Patienten wurde anhand einer speziell dafür entwickelten Leitlinie mit hoher Konsequenz verwirklicht. Insgesamt konnten in den drei untersuchten Jahren nur 8,5% der auf Intensivstation Verstorbenen mit primärer oder sekundärer Hirnschädigung als Organspender realisiert werden. Ein Abbruch der Evaluationen zur Organspende erfolgte häufig wegen medizinischer Gründe, Komplikationen während der Hirntoddiagnostik und der hohen Ablehnungsrate.

Ziel ist, die Transparenz der Abläufe weiter zu erhöhen und damit falsche Vorstellungen zur Transplantationsmedizin zu korrigieren. Die Organspende ist und beleibt eine Gemeinschaftsaufgabe, die alle in der Gesellschaft angeht und ist notwendiger Bestandteil der medizinischen Versorgung *(Osterloh, Richter-Kuhlmann, 2009)*. Weiterhin gilt es die hohe Ablehnungsrate der Angehörigen durch Aufklärung der Bevölkerung und Ausbildung der Mitarbeiter der Intensivstationen gezielt zu verringern.

# 5 Zusammenfassung

Durch zunehmenden Mangel an Spendeorganen und den immer weiter gefassten Indikationen zur Organtransplantation, entsteht in Deutschland eine große Lücke zwischen Angebot und Nachfrage. Unklar erscheint das vorhandene Organspenderpotential für Deutschland, dass in dieser Untersuchung am Beispiel des Universitätsklinikums Essen (UKE) analysiert wird. Im Zeitraum von 3 Jahren konnten am UKE 424 (2006, 131; 2007, 159; 2008, 134) Verstorbene mit einer primären oder sekundären Hirnschädigung identifiziert werden. Abzüglich medizinischer Kontraindikationen wie Malignome, Multiorganversagen oder hohe Anzahl an Nebenerkrankungen konnten 267 (2006, 82; 2007, 99; 2008, 86) Verstorbene weiter in Richtung Organspende evaluiert werden. Dabei wurde in 68 (2006, 20; 2007, 24; 2008, 24) Fällen die Hirntoddiagnostik abgeschlossen. Diese 68 Verstorbenen gelten als potentieller Organspender. Bei einer Ablehnungsrate unter allen geführten Angehörigengesprächen von etwa 50% ergaben sich schließlich 36 (2006, 9; 2007, 14; 2008, 13) realisierte Organspender. Nicht zuletzt wegen der zu hohen Ablehnungsrate wurden damit nur 8,5% der Verstorbenen mit primärer oder sekundärer Hirnschädigung am UKE zu Organspendern. Letztlich konnte in 3 Jahren nur bei 13 von 3024 Verstorbenen (dies entspricht 0,42%) am UKE nicht eindeutig geklärt werden, wieso eine weitere Evaluation in Richtung Organspende nicht erfolgte. Mit einer Gesamtzahl von 140 explantierten und dann transplantierten Organen spendete ein Organspender des UKE im Durchschnitt 3,9 Organe. Die Steigerung der Anzahl von Organspendern am UKE konnte über 3 Jahre kontinuierlich beobachtet werden. In der statistischen Auswertung zeigte sich eine Signifikanz bezüglich der Altersverteilung mit einem hohen Anteil an jungen Organspendern in der Altersgruppe <16J und entgegen dem allgemeinen Trend in Deutschland ein verringerter Anteil von älteren Organspendern >65J. Die Fallzahlentwicklung der Gruppen A und D für die Fachabteilungen Pädiatrie, Knochenmarkstransplantation, Herz-Thorax-Chirurgie, Anästhesiologie und Allgemeinchirurgie unterscheiden sich signifikant. Hier kommt es deutlich seltener zur Organspende als bei Verstorbenen der Neurochirurgie, Unfallchirurgie und internistisch/neurologischen Intensivstation (INTK). Eine Reduktion der Ablehnungsrate könnte klar zur Steigerung der Organspenderrate führen. Der erste Schritt zur erfolgreichen Realisierung einer Organspende ist die Initiative der Krankenhausmitarbeiter, jeden möglichen Organspender zu erkennen und eine Evaluation frühzeitig einzuleiten. Weiterhin muss mit noch mehr Nachdruck als bisher die Bildung eines „Bewusstseins für Organspende" in der Bevölkerung gefördert werden.

# 6 Literaturverzeichnis

1. Abouna, G. M. (2008):
Organ shortage crisis: problems and possible solutions.
Transplant Proc 40, 34-38.

2. Akgun, S., Tokalak, I., Erdal, R. (2002):
Attitudes and behavior related to organ donation and transplantation: a survey of university students.
Transplant Proc 34, 2009-2011.

3. Allensbach, I. f. D. (2004):
Organspender - Ihre Zahl steigt nur sehr langsam.
Allensbacher Archiv IfD Umfrage 7057, Nr 14.

4. Barber, K., Falvey, S., Hamilton, C., Collett, D., Rudge, C. (2006):
Potential for organ donation in the United Kingdom: audit of intensive care records.
Bmj 332, 1124-1127.

5. Bardell, T., Hunter, D. J., Kent, W. D., Jain, M. K. (2003):
Do medical students have the knowledge needed to maximize organ donation rates? .
Can J Surg 46, 453-457.

6. Bein, T., Kuhr, L., Krämer, B., von Kramolin, M., Anthuber, M. (2003):
Hirntod und Organspende: Einstellung und psychische Belastung des Personals von Intensivsationen.
Anästhesiologie und Intensivmedizin, 429-434.

7. Bilgel, H., Sadikoglu, G., Bilgel, N. (2006):
Knowledge and Attitudes about Organ Donation Among Medical Students.
Transpl Med 18, 91-96.

8   Bilgel, H., Sadikoglu, G., Goktas, O., Bilgel, N. (2004):
    A survey of the public attitudes towards organ donation in a Turkish community and of the changes that have taken place in the last 12 years.
    Transpl Int 17, 126-130.

9   Blome, B., Körner, N., Venhaus, S. (2008a):
    Jahresbericht 2007 - Region Nordrhein-Westfalen.
    Deutsche Stiftung Organtransplantation Frankfurt / Main.

10  Blome, B., Körner, N., Venhaus, S. (2008b):
    Organspende und Transplantation in Deutschland - Jahresbericht 2007.
    Deutsche Stiftung Organtransplantation Frankfurt / Main.

11  Borgh, L., Madsen, M. (2005):
    Attitudes, knowledge, and proficiency in relation to organ donation: a questionnaire-based analysis in donor hospitals in northern Denmark.
    Transplant Proc 37, 3256-3257.

12  Bundesärztekammer (1998):
    Dritte Fortschreibung zu >>Richtlinien zur Feststellung des Hirntodes <<.
    Dt. Ärztebl 95, 1861-1868.

13  Bundesärztekammer (2003):
    Richtlinien zur Organtransplantation gemäß § 16 TPG.
    Dt Ärztebl 100, 582-583.

14  Cantarovich, F. (2002):
    Improvement in organ shortage through education.
    Transplantation 73, 1844-1846.

15  Cohen B, Persijn G (2001):
    Eurotransplant International Foundation - Annual Report 2000.
    Central Office Eurotransplant, Leiden, Netherlands.

16  Cohen B, Persijn G, De Meester J (1995):
Eurotransplant International Foundation - Annual Report 1994.
Central Office Eurotransplant, Leiden, Netherlands.

17  Cohen B, Persijn G, De Meester J (1996):
Eurotransplant International Foundation - Annual Report 1995.
Central Office Eurotransplant, Leiden, Netherlands.

18  Cohen, B., Smits, J. M., Haase, B., Persijn, G., Vanrenterghem, Y., U., F. (2005):
Expanding the donor pool to increase renal transplantation.
Nephrol Dial Transplant 20.

19  Cohen, J., Ami, S. B., Ashkenazi, T., Singer, P. (2008):
Attitude of health care professionals to brain death: influence on the organ donation process.
Clin Transpl 22, 211-215.

20  Coppen, R., Friele, R. D., Gevers, S. K., Blok, G. A., van der Zee, J. (2008):
The impact of donor policies in Europe: a steady increase, but not everywhere.
BMC Health Serv Res 8, 235.

21  Decker, O., Beutel, M., Winter, M., Brähler, E. (2008):
Sex Sells? Geschlechterunterschiede und Anreizmodelle - Die Einstellung der Deutschen zur Organspende.
Transplantationsmedizin 20, 48-53.

22  Ergin, M., Karaman, L., Demircan, A., Dalgic, A. (2008):
Potential organ donor concept is developing in emergency departments: Gazi University Hospital experience.
Transplant Proc 40, 39-41.

23  forsa. (2003):
Einstellung Jugendlicher zum Thema Organspende. Repräsentativbefragung.
Bundeszentrale für gesundheitliche Aufklärung Köln.

24  forsa. (2008):
Organ- und Gewebespende. Repräsentativbefragung der Allgemeinbevölkerung.
Bundeszentrale für gesundheitliche Aufklärung Köln.

25  Frutos, M. A., Alonso, M. (2003):
Estimating the number of potential organ donors in the United States.
N Engl J Med 349, 2073-2075; author reply 2073-2075.

26  Hamza, A., Loertzer, H., Wicht, A., Rettkowski, O., Koch, E., Fornara, P. (2006):
Umfrage zur Überkreuznierentransplantation in Deutschland.
Urologe 45, 60-66.

27  Hesse, A., Waage, P. (2009a):
Jahresbericht 2008.
Deutsche Stiftung Organtransplantation Frankfurt / Main.

28  Hesse, A., Waage, P. (2009b):
Jahresbericht 2008 - Region Nordrhein-Westfalen.
Deutsche Stiftung Organtransplantation Frankfurt / Main.

29  Heuer, M., Frühauf, N. R., Treckmann, J., Witzke, O., Paul, A., Kaiser, G. M. (2009a):
Organentnahme und Nierentransplantation aus Sicht des Chirurgen.
Dtsch Med Wochenschr 134, 412-416.

30  Heuer, M., Hertel, S., Remmer, N., Wirges, U., Philipp, T., Gerken, G., Paul, A., Kaiser, G. M. (2009b):
Organspendebereitschaft: Auswertung einer Umfrage zu Gesundheitsthemen.
Dtsch Med Wochenschr 134, 923-926.

31  Heuer, M., Kaiser, G. M., Saner, F. H., Erim, Y., Wirges, U., Paul, A., Gerken, G., Canbay, A. (2009c):
Organspendebereitschaft.
Med Welt 60, 87-90.

32  Heuer, M., Zeiger, A., Kaiser, G. M., Mathé, Z., Goldenberg, A., Sauerland, S., Paul, A., Treckmann, J. (2009d):
Use Of Marginal Organs In Kidney Transplantations For Marginal Recipients: Too Close To The Margin Of Safety?
Eur J Med Res 14, 1-4.

33  Junge, T. (2001):
Die Okkupation des Fleisches. Konstitutionen des Selbst im Zeitalter der Transplantationsmedizin.
Gata-Verlag Eitorf.

34  Kirste, G. (2008):
Thieme Refresher Organtransplanation.
Thieme Verlag Stuttgart.

35  Klassen, A. C., Klassen, D. K., Aronoff, R., Hall, A. G., Braslow, J. (1999):
Organizational characteristics of solid-organ donor hospitals and nondonor hospitals.
J Transpl Coord 9, 87-94.

36  Madsen, M., Bogh, L. (2005):
Estimating the organ donor potential in Denmark: a prospective analysis of deaths in intensive care units in northern Denmark.
Transplant Proc 37, 3258-3259.

37  Mathew, T. (2004):
The Australian experience in organ donation 2003.
Ann Transplant 9, 28-30.

38  Michael, G. E., O'Connor, R. E. (2009):
The Importance of Emergency Medicine in Organ Donation: Successful Donation Is More Likely When Potential Donors Are Referred From the Emergency Department.
Acad Emerg Med.

39  Mossialos, E., Costa-Font, J., Rudisill, C. (2008):
Does organ donation legislation affect individuals' willingness to donate their own or their relative's organs? Evidence from European Union survey data.
BMC Health Serv Res 8, 48.

40  Muthny, F. A., Smit, H., Molzahn, M. (2004):
Das Gespräch mit den Angehörigen plötzlich Verstorbener und der Bitte um Organspende.
Intensivmed 41, 255-262.

41  Oosterlle, A., Rahmel, A. (2008):
Eurotransplant International Foundation - Annual Report 2007.
Central Office Eurotransplant, Leiden, Netherlands.

42  Oosterlle, A., Rahmel, A. (2009):
Eurotransplant International Foundation - Annual Report 2008.
Central Office Eurotransplant, Leiden, Netherlands.

43  Oosterlle, A., Rahmel, A., Van Zwet, W. (2007):
Eurotransplant International Foundation - Annual Report 2006.
Central Office Eurotransplant, Leiden, Netherlands.

44  Opdam, H. I., Silvester, W. (2004):
Identifying the potential organ donor: an audit of hospital deaths.
Intensive Care Med 30, 1390-1397.

45  Opdam, H. I., Silvester, W. (2006):
Potential for organ donation in Victoria: an audit of hospital deaths.
Med J Aust 185, 250-254.

46  Opelz, G., Döhler, B. (2008):
Collaborative Transplant Study.
ctstransplant.org.

47  Osterloh, F., Richter-Kuhlmann, E. (2009):
   Interview mit Prof. Dr. H. Lilie.
   Dt Ärztebl 106, 51-52.

48  Paul, A., Treckmann, J., Gallinat, A., Witzke, O., Vester, U., Broelsch, C. E. (2007):
   Current concepts in transplant surgery: laparoscopic living donor of the kidney.
   Langenbecks Arch Surg 392.

49  Persson, N. H., Karud, K., Lundell, M., Kallen, R., Omnell Persson, M., Ekberg, H. (2005):
   Potential for organ donation in Sweden. Analysis of five-year registration of all ICU deaths in southern Sweden.
   Lakartidningen 102, 638-641.

50  Pichlmayr, R., Ringe, B., Gubernatis, G., Hauss, J., Bunzendahl, H. (1988):
   [Transplantation of a donor liver to 2 recipients (splitting transplantation)--a new method in the further development of segmental liver transplantation].
   Langenbecks Arch Chir 373, 127-130.

51  Pomfret, E. A., Sung, R. S., Allan, J., Kinkhabwala, M., Melancon, J. K., Roberts, J. P. (2008):
   Solving the organ shortage crisis: the 7th annual American Society of Transplant Surgeons' State-of-the-Art Winter Symposium.
   Am J Transplant 8, 745-752.

52  Radünz, S., Heuer, M., Hertel, S., Schmid, K. W., Stommel, P., Frühauf, N. R., Paul, A., Kaiser, G. M. (2009):
   Organspendebereitschaft an einer Universitätsklinik - Ergebnisse einer Mitarbeiterbefragung -.
   Intensivmed 46, 437-440.

53  Reimers, C. D., Pulkowski, U. (2009):
   FAQs zur Hirntoddiagnostik: Empfehlungen zur Verfahrensweise.
   Akt Neurol 36, 313-322.

54  Rios, A., Ramirez, P., Martinez, L., Montoya, M. J., Lucas, D., Alcaraz, J., Rodriguez, M. M., Rodriguez, J. M., Parrilla, P. (2006):
Are personnel in transplant hospitals in favor of cadaveric organ donation? Multivariate attitudinal study in a hospital with a solid organ transplant program.
Clin Transpl 20, 743-754.

55  Rodrigue, J. R., Cornell, D. L., Howard, R. J. (2008):
Does family disagreement affect donation decisions by next of kin?
Prog Transplant 18, 179-184.

56  Rodrigue, J. R., Crist, K., Roberts, J. P., Freeman Jr, R. B., Merion, R. M., Reed, A. I. (2009):
Stimulus for Organ Donation: A Survey of the American Society of Transplant Surgeons Membership.
Am J Transplant.

57  Roels, L., Cohen, B., Gachet, C., Miranda, B. S. (2002):
Joining efforts in tackling the organ shortage: the Donor Action experience.
Clin Transpl, 111-120.

58  Saner, F. H., Kavuk, I., Lang, H., Radtke, A., Paul, A., Broelsch, C. E. (2004):
Organ protective management of the brain-dead donor.
Eur J Med Res 9, 485-490.

59  Sanner, M. A. (2006):
Obstacles to organ donation in Swedish intensive care units.
Intensive Care Med 32, 700-707.

60  Schaeffner, E. S., Windisch, W., Freidel, K., Breitenfeldt, K., Winkelmayer, W. C. (2004):
Knowledge and attitude regarding organ donation among medical students and physicians.
Transplantation 77, 1714-1718.

61 Seiler, C. A., Bischoff, P., Nett, P. C., Candinas, D. (2006):
Abnehmende Organspendebereitschaft als nationales Problem: Im Engagement liegt der Lösungsansatz.
Schweizerische Ärztezeitung 87, 4.

62 Sheehy, E., Conrad, S. L., Brigham, L. E., Luskin, R., Weber, P., Eakin, M., Schkade, L., Hunsicker, L. (2003):
Estimating the number of potential organ donors in the United States.
N Engl J Med 349, 667-674.

63 Siminoff, L. A., Gordon, N., Hewlett, J., Arnold, R. M. (2001):
Factors influencing families' consent for donation of solid organs for transplantation.
Jama 286, 71-77.

64 Siminoff, L. A., Lawrence, R. H., Zhang, A. (2002):
Decoupling: what is it and does it really help increase consent to organ donation?
Prog Transplant 12, 52-60.

65 Siminoff, L. A., Mercer, M. B., Arnold, R. (2003):
Families' understanding of brain death.
Prog Transplant 13, 218-224.

66 Smit, H., Gabel, D. (2003):
Organspende - Eine gemeinsame Aufgabe.
Deutsche Stiftung Organtransplantation Neu-Isenburg.

67 Spirigatis, M. (1997):
Leben im Fadenkreuz: Transplantationsmedizin zwischen Machbarkeit, Menschlichkeit und Macht.
Konkret Verlag Hamburg.

68 Sque, M., Long, T., Payne, S., Allardyce, D. (2008):
Why relatives do not donate organs for transplants: 'sacrifice' or 'gift of life'?
J Adv Nurs 61, 134-144.

69 Transplantationsgesetz (2007):
Gesetz über die Spende, Entnahme und Übertragung von Organen und Geweben (Transplantationsgesetz - TPG).
Bundesgesetzblatt I S 2631, Berlin.

70 Tyden, G. (2007):
The European Expierence.
Transplantation 84, 2-3.

71 Van Gelder, E., De Roey, J., Desschans, B., Van Hees, D., Aerts, R., Monbaliu, D., De Pauw, L., Coosemans, W., Pirenne, J. (2008):
What is the limiting factor for organ procurement in Belgium: donation or detection? What can be done to improve organ procurement rates?
Acta Chir Belg 108.

72 Weber, F., Napieralski, B. P. (1999):
Public Information About Organ Donation: What Results Can Be Achieved?
Transplant Proc 31, 3403-3405.

73 Wesslau, C., Grosse, K., Kruger, R., Kucuk, O., Mauer, D., Nitschke, F. P., Norba, D., Manecke, A., Polster, F., Gabel, D. (2006):
Transplantationsmedizin: Organspender-Potenzial ist nicht ausgeschöpft.
Deutsches Ärzteblatt 103.

74 Wesslau, C., Grosse, K., Kruger, R., Kücük, O., Mauer, D., Nitschke, F. P., Norba, D., Manecke, A., Polster, F., Gabel, D. (2007):
How large is the organ donor potential in Germany? Results of an analysis of data collected on deceased with primary and secondary brain damage in intensive care unit from 2002 to 2005.
Transpl Int 20, 147-155.

75 Witzke, O., Pietruck, F., Paul, A., Broelsch, C. E., Philipp, T. (2005):
Cross-over kidney transplantation in Germany.
Dtsch Med Wochenschr 130.

76  Zylka-Menhorn, V. (2005):
Infektionen durch Organspende: Ein geringes Restrisiko bleibt bestehen.
Dt. Ärztebl 102, A-482, B-409, C-379.

# 7 Abkürzungsverzeichnis

| | | |
|---|---|---|
| AA | : | Arrhythmia absoluta |
| ACVB | : | Aortokoronarer Venenbypass |
| AIDS | : | Acquired Immune Deficiency Syndrome |
| ALL | : | Akute lymphatische Leukämie |
| AMI | : | Akuter Myokardinfarkt |
| AML | : | Akute myeloische Leukämie |
| ANOVA | : | Analysis of Varaiance |
| ANV | : | Akutes Nierenversagen |
| AS | : | Aortenstenose |
| AV-Block | : | Atrio-ventrikuläre Herzrhythmusstörung |
| AVM | : | Arteriovenöse Malformation |
| BÄK | : | Bundesärztekammer |
| BGA | : | Blutgasanalyse |
| BZgA | : | Bundeszentrale für gesundheitliche Aufklärung |
| CML | : | Chronische myeloische Leukämie |
| CPAP | : | Continuous Positive Airway Pressure |
| CPR | : | Cardiopulmonale Reanimation |
| DGKN | : | Deutsche Gesellschaft für klinische Neurophysiologie |
| DIC | : | Disseminated Intravascular Coagulation |
| DM | : | Diabetes mellitus |
| DSO | : | Deutsche Stiftung Organtransplantation |
| ECMO | : | Extracorporale Membranoxygenierung |
| EDH | : | Epiduralhämatom |
| EDV | : | Elektronische Datenverarbeitung |
| ET | : | Eurotransplant |
| FAEP | : | Früh akustisch evozierte Potentiale |
| GvHD | : | Graft-versus-Host-Disease |
| Hep | : | Hepatitis |
| HIV | : | Humanes Immundefizienz-Virus |
| ICB | : | Intracerebralblutung |
| INTK | : | Intensivstation für konservative Medizin |
| i.v. | : | intravenös |
| KHK | : | Koronarherzkrankheit |
| KI | : | Kontraindikation |
| KO | : | Koordinator |

| | | |
|---|---|---|
| LTX | : | Lebertransplantation |
| MDS | : | Myelodysplastisches Syndrom |
| MOSP | : | Multiorganspender |
| MOV | : | Multiorganversagen |
| MRSA | : | Methicillin resistenter Staphylokokkus aureus |
| NHL | : | Non-Hodgkin-Lymphom |
| NI | : | Niereninsuffizienz |
| NRW | : | Nordrhein-Westfalen |
| NTX | : | Nierentransplantation |
| OA | : | Oberarzt |
| ORSA | : | Oxacillin resistenter Staphylokokkus aureus |
| $pCO_2$ | : | Partialdruck von Kohlenstoffdioxid |
| $pO_2$ | : | Partialdruck von Sauerstoff |
| SA | : | Stationsarzt |
| SAB | : | Subarachnoidalblutung |
| SDH | : | Subduralhämatom |
| SHT | : | Schädelhirntrauma |
| SLE | : | Systemischer Lupus erythematodes |
| SR | : | Schwester |
| TBC | : | Tuberkulose |
| TXB | : | Transplantationsbeauftragter |
| UKE | : | Universitätsklinikum Essen |
| VHF | : | Vorhofflimmern |
| ZNS | : | Zentrales Nervensystem |

# 8 Anhang

## Protokoll zur Feststellung des Hirntodes

Name_____ Vorname_____ geb.:_____ Alter:_____
Klinik:_____
Untersuchungsdatum:_____ Uhrzeit:_____ Protokollbogen-Nr.:_____

**1. Voraussetzungen:**

1.1 Diagnose_____
  Primäre Hirnschädigung:_____ supratentoriell_____ infratentoriell_____
  Sekundäre Hirnschädigung:_____
  Zeitpunkt des Unfalls/Krankheitsbeginns:_____

1.2 Folgende Feststellungen und Befunde bitte beantworten mit Ja oder Nein
  Intoxikation                                  ausgeschlossen:_____
  Relaxation                                    ausgeschlossen:_____
  Primäre Hypothermie                           ausgeschlossen:_____
  Metabolisches oder endokrines Koma            ausgeschlossen:_____
  Schock                                        ausgeschlossen:_____
  Systolischer Blutdruck                        _____ mmHg

**2. Klinische Symptome des Ausfalls der Hirnfunktion**

2.1 Koma_____
2.2 Pupillen      weit / mittelweit
              Lichtreflex beidseits            fehlt_____
2.3 Okulo-zephaler Reflex (Puppenkopf-Phänomen) beidseits   fehlt_____
2.4 Korneal-Reflex beidseits                   fehlt_____
2.5 Trigeminus-Schmerz-Reaktion beidseits      fehlt_____
2.6 Pharyngeal-/Tracheal-Reflex                fehlt_____
2.7 Apnoe-Test bei art. $p_aCO_2$ _____ mmHg    erfüllt_____

**3. Irreversibilitätsnachweis durch 3.1 oder 3.2**

3.1 Beobachtungszeit:
  Zum Zeitpunkt der hier protokollierten Untersuchungen bestehen die oben genannten Symptome seit____ Std.
  Weitere Beobachtung ist erforderlich         ja_____ nein_____
  mindestens 12 / 24 / 72 Stunden

3.2 Ergänzende Untersuchungen:
  3.2.1 Isoelektrisches (Null-Linien-) EEG,
        30 Min. abgeleitet:                    ja | nein | Datum | Uhrzeit | Arzt
  3.2.2 Frühe akustisch evozierte Hirnstamm-
        potentiale, Welle III-V, beidseits erloschen   ja | nein | Datum | Uhrzeit | Arzt
        Medianus-SEP beidseits erloschen       ja | nein | Datum | Uhrzeit | Arzt
  3.2.3 Zerebraler Zirkulationsstillstand beidseits festgestellt durch:
        Doppler-Sonographie:_____ Perfusionsszintigraphie:_____ Zerebrale Angiographie:_____

  Datum_____ Uhrzeit_____ untersuchender Arzt_____

**Abschließende Diagnose:**
Aufgrund obiger Befunde, zusammen mit den Befunden der Protokollbögen Nr._____, wird
der Hirntod und somit der Tod des Patienten festgestellt am:_____ um_____ Uhr

Untersuchender Arzt:_____
            Name                                              Unterschrift

Gemäß den Richtlinien zur Feststellung des Hirntodes des Wissenschaftlichen Beirats der Bundesärztekammer (BÄK), 3. Fortschreibung 1997 mit Ergänzungen gemäß Transplantationsgesetz (TPG), Deutsches Ärzteblatt 95, Heft 30 (24. 07.1998), Seite A-1861-1868)

Abbildung 22: Standardisiertes Hirntodprotokoll nach den Richtlinien der BÄK
(http://www.bundesaerztekammer.de/downloads/Hirntodpdf.pdf)

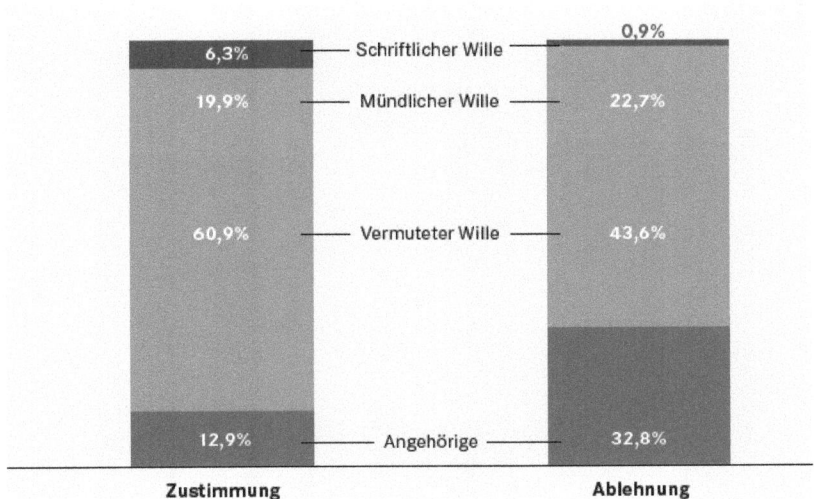

Abbildung 23: Entscheidungsgrundlage im Angehörigengespräch aller geführten Gespräche in Deutschland im Jahre 2008 *(Hesse, Waage, 2009a)*

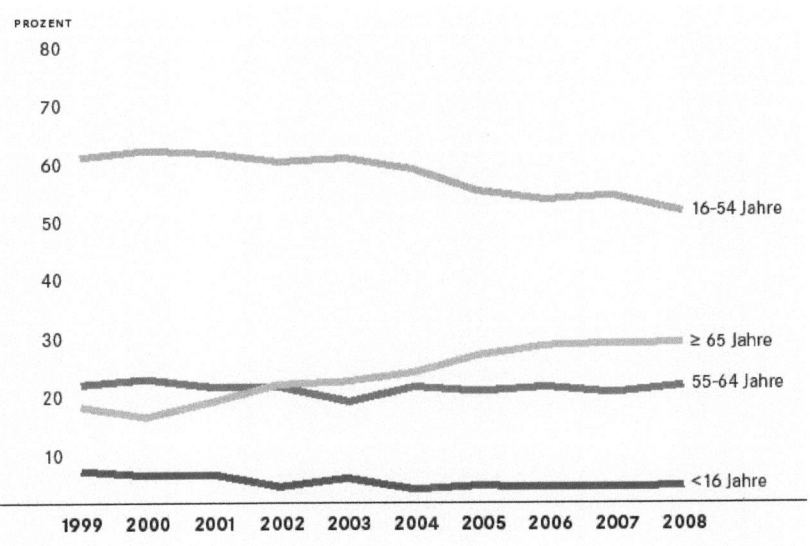

Abbildung 24: Altersverteilung der Organspender in Deutschland, 2008 *(Hesse, Waage, 2009a)*

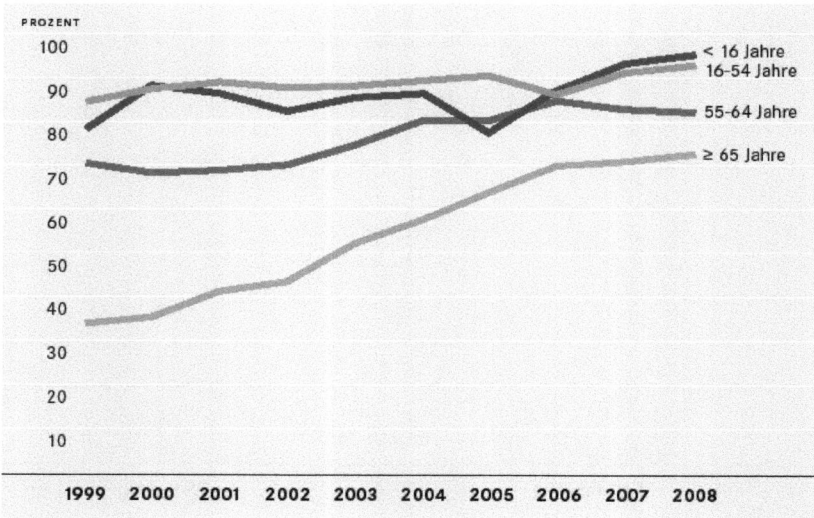

Abbildung 25: Multiorganentnahmen pro Altersgruppe in Deutschland, 2008 *(Hesse, Waage, 2009a)*

|  | DSO-REGION | EXPLANTATIONEN |
|---|---|---|
| **KATEGORIE A** Universitätskliniken | | |
| Universitätsklinikum Carl Gustav Carus der TU Dresden | Ost | 23 |
| Uniklinik Köln | Nordrhein-Westfalen | 18 |
| Universitätsklinikum Leipzig AöR | Ost | 17 |
| Klinikum der Universität München | Bayern | 17 |
| Universitätsklinikum Bonn AöR | Nordrhein-Westfalen | 16 |
| Universitätsklinikum Freiburg | Baden-Württemberg | 16 |
| Charité - Universitätsmedizin Berlin, Campus Virchow-Klinikum | Nord-Ost | 15 |
| Klinikum der Universität Regensburg | Bayern | 15 |
| Klinikum der Eberhard-Karls-Universität Tübingen | Baden-Württemberg | 15 |
| Klinikum der Friedrich-Schiller-Universität Jena | Ost | 14 |
| Klinikum Mannheim gGmbH Universitätsklinikum | Baden-Württemberg | 14 |
| **KATEGORIE B** Krankenhäuser mit Neurochirurgie | | |
| Klinikum Augsburg | Bayern | 15 |
| Städtisches Klinikum Brandenburg GmbH | Nord-Ost | 14 |
| Evang. Stift St. Martin, Koblenz | Mitte | 14 |
| Klinikum Braunschweig Salzdahlumer Straße | Nord | 12 |
| Evang. u. Johanniter Klinikum Niederrhein, Duisburg | Nordrhein-Westfalen | 12 |
| Klinikum Fulda | Mitte | 12 |
| Asklepios Klinik Hamburg-Altona | Nord | 12 |
| Helios Klinikum Krefeld | Nordrhein-Westfalen | 12 |
| Helios Klinikum Berlin-Buch | Nord-Ost | 11 |
| Krankenhaus Ludmillenstift, Meppen | Nord | 11 |
| Evang. Krankenhaus Oldenburg | Nord | 11 |
| Klinikum Stuttgart - Katharinenhospital | Baden-Württemberg | 11 |
| Klinikum Bogenhausen - Städt. Kliniken München | Bayern | 10 |
| **KATEGORIE C** Krankenhäuser ohne Neurochirurgie | | |
| Kreiskrankenhaus Altenburg gGmbH | Ost | 5 |
| Klinikum Links der Weser gGmbH, Bremen | Nord | 4 |
| Evang. Diakoniewerk Friederikenstift, Hannover | Nord | 4 |
| Ortenau Klinikum Lahr-Ettenheim, Lahr | Baden-Württemberg | 4 |
| Klinikum Leverkusen | Nordrhein-Westfalen | 4 |
| Elbe Klinikum Stade-Buxtehude GmbH, Stade | Nord | 4 |

**Abbildung 26: Anzahl der Explantationen der Kliniken mit den meisten Organentnahmen in Deutschland, 2008** *(Hesse, Waage, 2009a)*

## Leitlinie zur Organspende am Universitätsklinikum Essen

**Transplantationsbeauftragter (Vertreter)**
PD Dr. Kaiser (Dr. Heuer)   Tel. intern 84028 (84010), Fax 1137

**Transplantationsbüro/Transplantationskoordinator (Hr. Konietzko)**
Tel. intern 1140/1141 (24 h Service)   Fax. 1142

**Hirntoddiagnostik**
PD Dr. Schoch   Tel. intern 84237

**Intensivtherapie**
PD Dr. Saner   Tel. intern 84008

**Deutsche Stiftung Organtransplantation (DSO)**
Tel. 0201-170370
Tel. 0800 33 11 330 (24 h Service)

Bei Fragen sind obige Ansprechpartner zu kontaktieren. Eine Verlegung zur weiteren Behandlung auf der AC1 kann im Einzelfall nach Abschluss der Hirntoddiagnostik und bei Vorliegen einer Einverständniserklärung der Angehörigen in Absprache mit den betroffenen Kliniken erfolgen. Der Transplantationsbeauftragte sollte vor dem Angehörigengespräch bei infauster Prognose über den Fall informiert werden. <u>Wichtig:</u> Auch Verstorbene mit eingeschränkter Organfunktion, abgeschlossener Behandlung eines Tumors und hohem Alter (>75) können Organspender werden.

Alle Patienten mit primärer oder sekundärer Hirnschädigung, die auf der Intensivstation versterben, müssen mit dem „Erhebungsbogen von Verstorbenen" dokumentiert und an den Transplantationsbeauftragten weitergeleitet werden.

### Basisuntersuchungen Multiorganspender

**Anamnese bezüglich Malignomen, Voroperationen, Nebendiagnosen**

**Labor (Profil MOSP in Lauris)**
- Na, K, Ca ,Krea, Hst, Urinstatus und -sediment, GOT, GPT, GGT, Bili (total und direkt), AP, LDH, Albumin, Amylase, Lipase, Hb A 1c, CK, CK-MB, Quick, PTT, INR, AT III, Fibrinogen, CRP, Blutbild (Leukos, Thr, Erys, Hb, Hkt), arterielle BGA
- Blutgruppe/4 EK kreuzen

**Weitere Maßnahmen**
- Rö-Thorax, EKG
- Sonografie Abdomen, Leber-PE (über AC, Tel. 1141)
- Herzecho bei geplanter Herztransplantation (über Kardiologie, Tel. 1141)
- Bronchoskopie bei geplanter Lungentransplantation (über TC, Tel. 1141)

Abbildung 27: Leitfaden Organspende UKE, 2009

## Organprotektive Intensivtherapie bei Organspendern

Nach abgeschlossener Hirntoddiagnostik ändert sich die Behandlung in eine organprotektive Therapie, sofern eine Zustimmung zur Organentnahme vorliegt. Ziel ist es eine optimale Organperfusion mit guter zellulärer Oxygenierung, ausgeglichenem Status des Volumens, der Elektrolyte und des Säure-Basen Haushalts zu gewährleisten.

### Häufige Probleme bei Organspendern sind:
Hypotonie
Diabetes insipidus
Hypoglykämie
Hypernatriämie
Störungen des Säure Basen Haushalts
Hypothermie

### Beatmung
Nach Ausfall der Gehirnfunktion kann es zu einer resp. Alkalose kommen. (Grund: kein $O_2$ Verbrauch im Gehirn und somit verringerte $CO_2$ Produktion.)
Ziel:   pH = 7.35-7,45, $PCO_2$ = 35-45 mmHg, $pO_2$ > 100 mmHg, $SaO_2$ > 95%
       $FiO_2$ ≤ 40 %, eher PEEP erhöhen, bis gewünschte Oxygenierung erreicht ist.

### Kreislauf
Hypotonie ist ein häufiges Problem. Mögliche Ursachen: Hypovolämie bei neg. Bilanz zur Hirndrucksenkung, Verlust des Vasomotorentonus mit Vasodilatation, Hypothermie und endokrine Veränderungen.
Bei Hypotonie: Zielparameter: MAP ≥ 70 mmHg, CVP = 10 –12 mmHg, PCWP ≈ 15 mmHg, Diurese: 1 ml/kg/h. Falls kein ausreichender MAP durch Volumensubstitution, dann Noradrenalin: 0,1 –0,5 µg/kg/min.
Volumensubstitution:
1. Kolloide (Haes 6%, Mw 130; Gelatinelösungen)
2. Kristalloide (Ringerlaktat)

Bradykardie: Ausfall des Kreislaufzentrums: Atropin 0,5 mg, oder Orciprenalin(Alupent®).
1 Ampulle = 0,5 mg auf 10 ml aufziehen, fraktioniert 0,05 mg Portionen injizieren. 2-10 µg/min, bei Asystolie Schrittmachertherapie.

### Diabetes insipidus
Häufige Komplikation bei Organspendern. Ursache ist eine verminderte Produktion oder verminderte Freisetzung von ADH. Folge ist eine Polyurie (> 500 ml/h), die zu einer hyperosmolaren Dehydratation mit Hypovolämie und Blutdruckabfall führt. Die Therapie besteht im Ersatz von kristallinen oder kolloidalen Flüssigkeiten, ab einem Urinvolumen > 500 ml/h 1 µg Desmopressin (Minirin®), max.TD 8 µg. (1 Amp = 4 µg). Auf Serumnatrium achten.

Hypernatriämie unbedingt vermeiden, da transplantierte Organe nach TX häufiger eine primäre Nichtfunktion aufweisen. Hypernatriämie durch G 5% oder NaCl 0,45 % senken.

**Hypothermie** durch Verlust der Temperaturregulation.
Heizdecke, Warm-Touch verwenden, möglichst Normtemperatur anstreben.

Ergänzungen zu Abb. 27

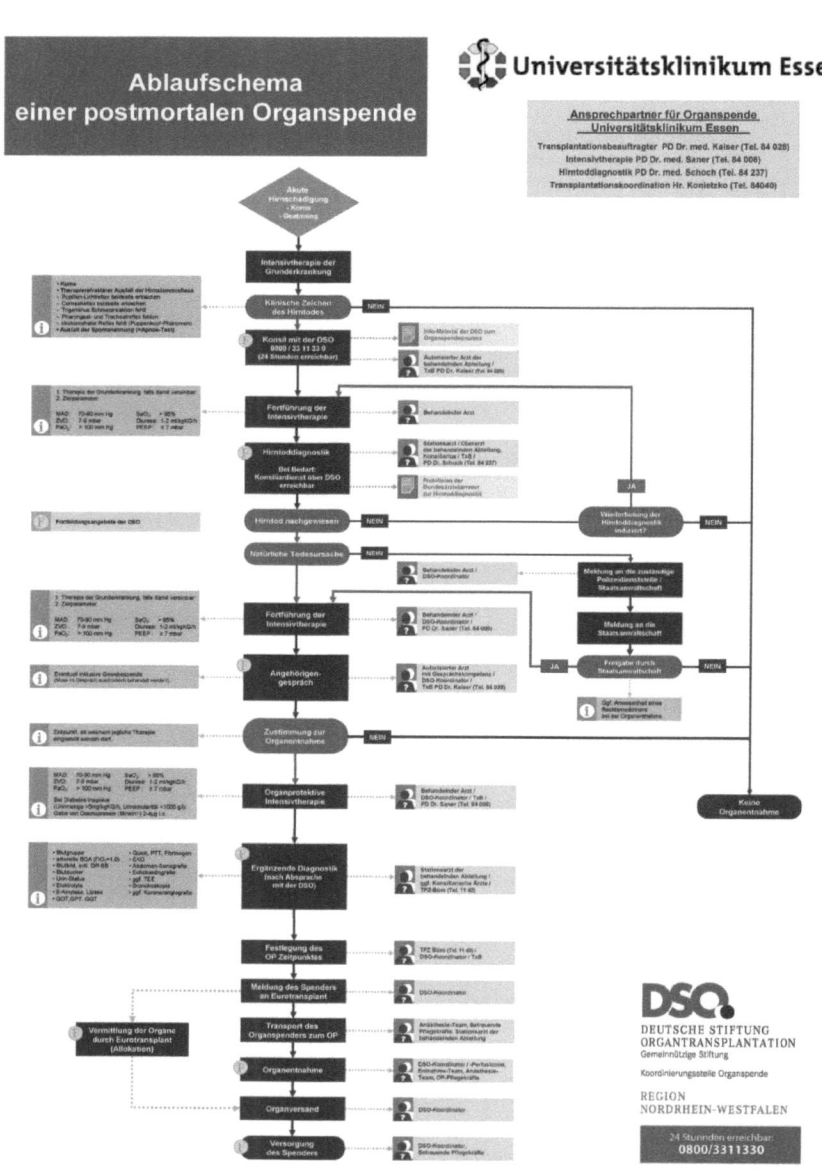

Abbildung 28: Ablaufschema einer Organspende im UKE, 2009

Gruppe A

| | <16J. | 16-54J. | 55-65J. | >65J. |
|---|---|---|---|---|
| 2006 | 5 | 39 | 22 | 57 |
| 2007 | 6 | 62 | 25 | 66 |
| 2008 | 4 | 46 | 24 | 59 |
| Gesamt | 15 | 147 | 71 | 182 |

Anova: Einfaktorielle Varianzanalyse

ZUSAMMENFASSUNG

| Gruppen | Anzahl | Summe | Mittelwert | Varianz |
|---|---|---|---|---|
| Zeile 1 | 5 | 2129 | 425,8 | 780690,7 |
| Zeile 2 | 5 | 2166 | 433,2 | 774640,7 |
| Zeile 3 | 5 | 2141 | 428,2 | 780369,2 |

ANOVA

| Streuungsursache | Quadratsummen (SS) | Freiheitsgrade (df) | Mittlere Quadratsumme (MS) | Prüfgröße (F) | P-Wert | kritischer F-Wert |
|---|---|---|---|---|---|---|
| Unterschiede zwische | 142,5333333 | 2 | 71,26666667 | 9,1535E-05 | 0,99990847 | 3,885293835 |
| Innerhalb der Gruppe | 9342862,4 | 12 | 778571,8667 | | | |
| Gesamt | 9343004,933 | 14 | | | | |

**Abbildung 29: ANOVA Test der Altersverteilung für Gruppe A**

Gruppe B

|  | <16 J. | 16-54 J. | 55-65 J. | >65 J. |
|---|---|---|---|---|
| 2006 | 2 | 33 | 15 | 32 |
| 2007 | 4 | 40 | 16 | 39 |
| 2008 | 1 | 28 | 15 | 42 |
| Gesamt | 7 | 101 | 46 | 113 |

Anova: Einfaktorielle Varianzanalyse

ZUSAMMENFASSUNG

| Gruppen | Anzahl | Summe | Mittelwert | Varianz |
|---|---|---|---|---|
| Zeile 1 | 5 | 2088 | 417,6 | 788607,3 |
| Zeile 2 | 5 | 2106 | 421,2 | 788068,7 |
| Zeile 3 | 5 | 2094 | 418,8 | 784467,7 |

ANOVA

| Streuungsursache | Quadratsummen (SS) | Freiheitsgrade (df) | Mittlere Quadratsumme (MS) | Prüfgröße (F) | P-Wert | kritischer F-Wert |
|---|---|---|---|---|---|---|
| Unterschiede zwischen den Gruppen | 33,6 | 2 | 16,8 | 2,1318E-05 | 0,999978682 | 3,885293835 |
| Innerhalb der Gruppen | 9456694,8 | 12 | 788057,9 | | | |
| Gesamt | 9456728,4 | 14 | | | | |

**Abbildung 30: ANOVA Test der Altersverteilung für Gruppe B**

Gruppe C

| | <16 Jahre | 16-54 Jahre | 55-86 Jahre | >85 Jahre |
|---|---|---|---|---|
| 2006 | 1 | 10 | 5 | 4 |
| 2007 | 2 | 15 | 3 | 4 |
| 2008 | 0 | 12 | 4 | 8 |
| Gesamt | 3 | 35 | 12 | 16 |

Anova: Einfaktorielle Varianzanalyse

ZUSAMMENFASSUNG

| Gruppen | Anzahl | Summe | Mittelwert | Varianz |
|---|---|---|---|---|
| Zeile 1 | 5 | 2026 | 405,2 | 800810,7 |
| Zeile 2 | 5 | 2031 | 406,2 | 800827,7 |
| Zeile 3 | 5 | 2032 | 406,4 | 801620,8 |

ANOVA

| Streuungsursache | Quadratsummen (SS) | Freiheitsgrade (df) | Mittlere Quadratsumme (MS) | Prüfgröße (F) | P-Wert | kritischer F-Wert |
|---|---|---|---|---|---|---|
| Unterschiede zwischen den Gruppen | 4,133333335 | 2 | 2,066666667 | 2,57983E-06 | 0,99999742 | 3,885293835 |
| Innerhalb der Gruppen | 9613036,8 | 12 | 801086,4 | | | |
| Gesamt | 9613040,933 | 14 | | | | |

Abbildung 31: ANOVA Test der Altersverteilung für Gruppe C

Gruppe D

| | | <18 Jahre | 18-54 Jahre | 55-85 Jahre | >85 Jahre |
|---|---|---|---|---|---|
| 2006 | | 1 | 4 | 1 | 3 |
| 2007 | | 2 | 10 | 1 | 1 |
| 2008 | | 0 | 8 | 3 | 2 |
| Gesamt | | 3 | 22 | 5 | 6 |

Anova: Einfaktorielle Varianzanalyse

ZUSAMMENFASSUNG

| Gruppen | Anzahl | Summe | Mittelwert | Varianz |
|---|---|---|---|---|
| Zeile 1 | 5 | 2015 | 403 | 803004,5 |
| Zeile 2 | 5 | 2021 | 404,2 | 802816,7 |
| Zeile 3 | 5 | 2021 | 404,2 | 803813,2 |

ANOVA

| Streuungsursache | Quadratsummen (SS) | Freiheitsgrade (df) | Mittlere Quadratsumme (MS) | Prüfgröße (F) | P-Wert | kritischer F-Wert |
|---|---|---|---|---|---|---|
| Unterschiede zwischen den Gruppen | 4,800000003 | 2 | 2,400000001 | 2,98801E-06 | 0,999997012 | 3,885293835 |
| Innerhalb der Gruppen | 9038537,6 | 12 | 803211,4667 | | | |
| Gesamt | 9038542,4 | 14 | | | | |

**Abbildung 32: ANOVA Test der Altersverteilung für Gruppe D**

| Gruppe A | | NC | INTK | UC | ANÄ | AC | PÄD | HTC | KMT |
|---|---|---|---|---|---|---|---|---|---|
| | 2006 | 48 | 39 | 21 | 14 | 2 | 2 | 2 | 3 |
| | 2007 | 68 | 48 | 11 | 8 | 10 | 5 | 7 | 2 |
| | 2008 | 69 | 25 | 19 | 9 | 3 | 0 | 4 | 5 |
| Gesamt | | 185 | 112 | 51 | 31 | 15 | 7 | 13 | 10 |

Anova: Einfaktorielle Varianzanalyse

ZUSAMMENFASSUNG

| Gruppen | Anzahl | Summe | Mittelwert | Varianz |
|---|---|---|---|---|
| Zeile 1 | 8 | 131 | 16,375 | 333,9821429 |
| Zeile 2 | 8 | 159 | 19,875 | 560,125 |
| Zeile 3 | 8 | 134 | 16,75 | 519,0714286 |

ANOVA

| Streuungsursache | Quadratsummen (SS) | Freiheitsgrade (df) | Mittlere Quadratsumme (MS) | Prüfgröße (F) | P-Wert | kritischer F-Wert |
|---|---|---|---|---|---|---|
| Unterschiede zwischen den Gruppen | 59,08333333 | 2 | 29,54166667 | 0,061409587 | 0,9408062 | 3,466800112 |
| Innerhalb der Gruppen | 10102,25 | 21 | 481,0595238 | | | |
| Gesamt | 10161,33333 | 23 | | | | |

**Abbildung 33: ANOVA Test der Stationsverteilung für Gruppe A**

NC: Neurochirurgie, INTK: internistisch-konservative Intensivstation, UC: Unfallchirurgie, ANÄ: Anästhesiologie, AC: Allgemeinchirurgie, PÄD: Pädiatrie, HTC: Herz- und Thoraxchirurgie, KMT: Knochenmarktransplantation

| Gruppe B | | NC | INTK | UC | ANÄ | AC | PÄD | HTC | KMT |
|---|---|---|---|---|---|---|---|---|---|
| | 2006 | 41 | 13 | 17 | 9 | 2 | 0 | 0 | 0 |
| | 2007 | 51 | 27 | 7 | 3 | 7 | 2 | 2 | 0 |
| | 2008 | 52 | 13 | 15 | 1 | 3 | 0 | 2 | 0 |
| Gesamt | | 144 | 53 | 39 | 13 | 12 | 2 | 4 | 0 |

Anova: Einfaktorielle Varianzanalyse

ZUSAMMENFASSUNG

| Gruppen | Anzahl | Summe | Mittelwert | Varianz |
|---|---|---|---|---|
| Zeile 1 | 8 | 82 | 10,25 | 197,6428571 |
| Zeile 2 | 8 | 99 | 12,375 | 317,125 |
| Zeile 3 | 8 | 86 | 10,75 | 312,5 |

ANOVA

| Streuungsursache | Quadratsummen (SS) | Freiheitsgrade (df) | Mittlere Quadratsumme (MS) | Prüfgröße (F) | P-Wert | kritischer F-Wert |
|---|---|---|---|---|---|---|
| Unterschiede zwischen den Gruppen | 19,75 | 2 | 9,875 | 0,03581065 | 0,964881752 | 3,466800112 |
| Innerhalb der Gruppen | 5790,875 | 21 | 275,7559524 | | | |
| Gesamt | 5810,625 | 23 | | | | |

**Abbildung 34: ANOVA Test der Stationsverteilung für Gruppe B**

NC: Neurochirurgie, INTK: internistisch-konservative Intensivstation, UC: Unfallchirurgie, ANÄ: Anästhesiologie, AC: Allgemeinchirurgie, PÄD: Pädiatrie, HTC: Herz- und Thoraxchirurgie, KMT: Knochenmarktransplantation

| Gruppe C | NC | INTK | UC | ANÄ | AC | PÄD | HTC | KMT |
|---|---|---|---|---|---|---|---|---|
| 2006 | 15 | 1 | 0 | 2 | 2 | 0 | 0 | 0 |
| 2007 | 8 | 6 | 0 | 2 | 6 | 1 | 0 | 0 |
| 2008 | 17 | 2 | 1 | 1 | 3 | 0 | 0 | 0 |
| Gesamt | 40 | 9 | 1 | 5 | 11 | 1 | 0 | 0 |

Anova: Einfaktorielle Varianzanalyse

ZUSAMMENFASSUNG

| Gruppen | Anzahl | Summe | Mittelwert | Varianz |
|---|---|---|---|---|
| Zeile 1 | 8 | 20 | 2,5 | 26,28571429 |
| Zeile 2 | 8 | 23 | 2,875 | 10,69042857 |
| Zeile 3 | 8 | 24 | 3 | 33,14285714 |

ANOVA

| Streuungsursache | Quadratsummen (SS) | Freiheitsgrade (df) | Mittlere Quadratsumme (MS) | Prüfgröße (F) | P-Wert | kritischer F-Wert |
|---|---|---|---|---|---|---|
| Unterschiede zwischen den Gruppen | 1,083333333 | 2 | 0,541666667 | 0,023172906 | 0,977118473 | 3,466800112 |
| Innerhalb der Gruppen | 490,875 | 21 | 23,375 | | | |
| Gesamt | 491,9583333 | 23 | | | | |

**Abbildung 35: ANOVA Test der Stationsverteilung für Gruppe C**

NC: Neurochirurgie, INTK: internistisch-konservative Intensivstation, UC: Unfallchirurgie, ANÄ: Anästhesiologie, AC: Allgemeinchirurgie, PÄD: Pädiatrie, HTC: Herz- und Thoraxchirurgie, KMT: Knochenmarktransplantation

|  | NC | INTK | UC | ANÄ | AC | PÄD | HTC | KMT |
|---|---|---|---|---|---|---|---|---|
| 2006 | 5 | 0 | 0 | 2 | 2 | 0 | 0 | 0 |
| 2007 | 5 | 2 | 0 | 0 | 6 | 1 | 0 | 0 |
| 2008 | 7 | 1 | 1 | 1 | 3 | 0 | 0 | 0 |
| Gesamt | 17 | 3 | 1 | 3 | 11 | 1 | 0 | 0 |

Anova: Einfaktorielle Varianzanalyse

ZUSAMMENFASSUNG

| Gruppen | Anzahl | Summe | Mittelwert | Varianz |
|---|---|---|---|---|
| Zeile 1 | 8 | 9 | 1,125 | 3,267857143 |
| Zeile 2 | 8 | 14 | 1,75 | 5,928571429 |
| Zeile 3 | 8 | 13 | 1,625 | 5,690428571 |

ANOVA

| Streuungsursache | Quadratsummen (SS) | Freiheitsgrade (df) | Mittlere Quadratsumme (MS) | Prüfgröße (F) | P-Wert | kritischer F-Wert |
|---|---|---|---|---|---|---|
| Unterschiede zwischen den Gruppen | 1,75 | 2 | 0,875 | 0,176258993 | 0,839628329 | 3,466800112 |
| Innerhalb der Gruppen | 104,25 | 21 | 4,964285714 | | | |
| Gesamt | 106 | 23 | | | | |

**Abbildung 36: ANOVA Test der Stationsverteilung für Gruppe D**

NC: Neurochirurgie, INTK: internistisch-konservative Intensivstation, UC: Unfallchirurgie, ANÄ: Anästhesiologie, AC: Allgemeinchirurgie, PÄD: Pädiatrie, HTC: Herz- und Thoraxchirurgie, KMT: Knochenmarktransplantation

|          | Gesamt | NC  | INTK | UC  | ANÄ | AC | PÄD | HTC | KMT |
|----------|--------|-----|------|-----|-----|----|-----|-----|-----|
| Gruppe A | 424    | 185 | 112  | 51  | 31  | 15 | 7   | 13  | 10  |
| Gruppe D | 36     | 17  | 3    | 1   | 3   | 11 | 1   | 0   | 0   |

**NC**

Zwei-Stichproben F-Test

|                                         | Variable 1  | Variable 2 |
|-----------------------------------------|-------------|------------|
| Mittelwert                              | 230         | 101        |
| Varianz                                 | 75272       | 14112      |
| Beobachtungen                           | 2           | 2          |
| Freiheitsgrade (df)                     | 1           | 1          |
| Prüfgröße (F)                           | 5,333900227 |            |
| P(F<=f) einseitig                       | 0,260134602 |            |
| Kritischer F-Wert bei einseitigem Test  | 161,4470387 |            |

**INTK**

Zwei-Stichproben F-Test

|                                         | Variable 1   | Variable 2 |
|-----------------------------------------|--------------|------------|
| Mittelwert                              | 230          | 57,5       |
| Varianz                                 | 75272        | 5940,5     |
| Beobachtungen                           | 2            | 2          |
| Freiheitsgrade (df)                     | 1            | 1          |
| Prüfgröße (F)                           | 12,67098729  |            |
| P(F<=f) einseitig                       | 0,174360342  |            |
| Kritischer F-Wert bei einseitigem Test  | 161,4470387  |            |

**Abbildung 37: Fisher´s Exakt Test der Stationsverteilung für NC und INTK**

NC: Neurochirurgie, INTK: internistisch-konservative Intensivstation, UC: Unfallchirurgie, ANÄ: Anästhesiologie, AC: Allgemeinchirurgie, PÄD: Pädiatrie, HTC: Herz- und Thoraxchirurgie, KMT: Knochenmarktransplantation

|  | Gesamt | NC | INTK | UC | ANÄ | AC | PÄD | HTC | KMT |
|---|---|---|---|---|---|---|---|---|---|
| Gruppe A | 424 | 185 | 112 | 51 | 31 | 15 | 7 | 13 | 10 |
| Gruppe D | 38 | 17 | 3 | 1 | 3 | 11 | 1 | 0 | 0 |

UC

Zwei-Stichproben F-Test

|  | Variable 1 | Variable 2 |
|---|---|---|
| Mittelwert | 230 | 26 |
| Varianz | 75272 | 1250 |
| Beobachtungen | 2 | 2 |
| Freiheitsgrade (df) | 1 | 1 |
| Prüfgröße (F) | 60,2176 | |
| P(F<=f) einseitig | 0,081588979 | |
| Kritischer F-Wert bei einseitigem Test | 161,4476387 | |

ANÄ

Zwei-Stichproben F-Test

|  | Variable 1 | Variable 2 |
|---|---|---|
| Mittelwert | 230 | 17 |
| Varianz | 75272 | 392 |
| Beobachtungen | 2 | 2 |
| Freiheitsgrade (df) | 1 | 1 |
| Prüfgröße (F) | 192,0204082 | |
| P(F<=f) einseitig | 0,04586213 | |
| Kritischer F-Wert bei einseitigem Test | 161,4476387 | |

**Abbildung 38: Fisher´s Exakt Test der Stationsverteilung für UC und ANÄ**

NC: Neurochirurgie, INTK: internistisch-konservative Intensivstation, UC: Unfallchirurgie, ANÄ: Anästhesiologie, AC: Allgemeinchirurgie, PÄD: Pädiatrie, HTC: Herz- und Thoraxchirurgie, KMT: Knochenmarktransplantation

|  | Gesamt | NC | INTK | UC | ANÄ | AC | PÄD | HTC | KMT |
|---|---|---|---|---|---|---|---|---|---|
| Gruppe A | 424 | 185 | 112 | 51 | 31 | 15 | 7 | 13 | 10 |
| Gruppe D | 36 | 17 | 3 | 1 | 3 | 11 | 1 | 0 | 0 |

**AC**

Zwei-Stichproben F-Test

|  | Variable 1 | Variable 2 |
|---|---|---|
| Mittelwert | 230 | 13 |
| Varianz | 75272 | 8 |
| Beobachtungen | 2 | 2 |
| Freiheitsgrade (df) | 1 | 1 |
| Prüfgröße (F) | 9409 | |
| P(F<=f) einseitig | 0.006562858 | |
| Kritischer F-Wert bei einseitigem Test | 161.4476387 | |

**PÄD**

Zwei-Stichproben F-Test

|  | Variable 1 | Variable 2 |
|---|---|---|
| Mittelwert | 230 | 4 |
| Varianz | 75272 | 18 |
| Beobachtungen | 2 | 2 |
| Freiheitsgrade (df) | 1 | 1 |
| Prüfgröße (F) | 4181.777778 | |
| P(F<=f) einseitig | 0.009843851 | |
| Kritischer F-Wert bei einseitigem Test | 161.4476387 | |

**Abbildung 39: Fisher´s Exakt Test der Stationsverteilung für AC und PÄD**

NC: Neurochirurgie, INTK: internistisch-konservative Intensivstation, UC: Unfallchirurgie, ANÄ: Anästhesiologie, AC: Allgemeinchirurgie, PÄD: Pädiatrie, HTC: Herz- und Thoraxchirurgie, KMT: Knochenmarktransplantation

|  | Gesamt | NC | INTK | UC | ANÄ | AC | PÄD | HTC | KMT |
|---|---|---|---|---|---|---|---|---|---|
| Gruppe A | 424 | 185 | 112 | 51 | 31 | 15 | 7 | 13 | 10 |
| Gruppe D | 36 | 17 | 3 | 1 | 3 | 11 | 1 | 0 | 0 |

**HTC**

Zwei-Stichproben F-Test

|  | Variable 1 | Variable 2 |
|---|---|---|
| Mittelwert | 230 | 6,5 |
| Varianz | 75272 | 84,5 |
| Beobachtungen | 2 | 2 |
| Freiheitsgrade (df) | 1 | 1 |
| Prüfgröße (F) | 890,7928894 | |
| P(F<=f) einseitig | 0,021322068 | |
| Kritischer F-Wert bei einseitigem Test | 161,4476387 | |

**KMT**

Zwei-Stichproben F-Test

|  | Variable 1 | Variable 2 |
|---|---|---|
| Mittelwert | 230 | 5 |
| Varianz | 75272 | 50 |
| Beobachtungen | 2 | 2 |
| Freiheitsgrade (df) | 1 | 1 |
| Prüfgröße (F) | 1505,44 | |
| P(F<=f) einseitig | 0,016404095 | |
| Kritischer F-Wert bei einseitigem Test | 161,4476387 | |

**Abbildung 40: Fisher´s Exakt Test der Stationsverteilung für HTC und KMT**

NC: Neurochirurgie, INTK: internistisch-konservative Intensivstation, UC: Unfallchirurgie, ANÄ: Anästhesiologie, AC: Allgemeinchirurgie, PÄD: Pädiatrie, HTC: Herz- und Thoraxchirurgie, KMT: Knochenmarktransplantation

| Gruppe A | | <16J. | 16-54J. | 55-65J. | >65J. |
|---|---|---|---|---|---|
| | 2006 | 5 | 39 | 22 | 57 |
| | 2007 | 6 | 62 | 25 | 66 |
| | 2008 | 4 | 46 | 24 | 59 |
| | Gesamt | 15 | 147 | 71 | 182 |

| Gruppe D | | <16 Jahre | 16-54 Jahre | 55-65 Jahre | >65 Jahre |
|---|---|---|---|---|---|
| | 2006 | 1 | 4 | 1 | 3 |
| | 2007 | 2 | 10 | 1 | 1 |
| | 2008 | 0 | 8 | 3 | 2 |
| | Gesamt | 3 | 22 | 5 | 6 |

<16J      424    36     Zwei-Stichproben F-Test
          15     3

|  | Variable 1 | Variable 2 |
|---|---|---|
| Mittelwert | 230 | 9 |
| Varianz | 75272 | 72 |
| Beobachtungen | 2 | 2 |
| Freiheitsgrade (df) | 1 | 1 |
| Prüfgröße (F) | 1045,44444 | |
| P(F<=f) einseitig | 0,019683 | |
| Kritischer F-Wert | 161,447639 | |

16-54J    424    36     Zwei-Stichproben F-Test
          147    22

|  | Variable 1 | Variable 2 |
|---|---|---|
| Mittelwert | 230 | 84,5 |
| Varianz | 75272 | 7812,5 |
| Beobachtungen | 2 | 2 |
| Freiheitsgrade (df) | 1 | 1 |
| Prüfgröße (F) | 9,634816 | |
| P(F<=f) einseitig | 0,19841246 | |
| Kritischer F-Wert | 161,447639 | |

55-65J    424    36     Zwei-Stichproben F-Test
          71     5

|  | Variable 1 | Variable 2 |
|---|---|---|
| Mittelwert | 230 | 38 |
| Varianz | 75272 | 2178 |
| Beobachtungen | 2 | 2 |
| Freiheitsgrade (df) | 1 | 1 |
| Prüfgröße (F) | 34,5601469 | |
| P(F<=f) einseitig | 0,10726429 | |
| Kritischer F-Wert | 161,447639 | |

>65J      242    36     Zwei-Stichproben F-Test
          182    6

|  | Variable 1 | Variable 2 |
|---|---|---|
| Mittelwert | 230 | 94 |
| Varianz | 75272 | 15488 |
| Beobachtungen | 2 | 2 |
| Freiheitsgrade (df) | 1 | 1 |
| Prüfgröße (F) | 4,86002066 | |
| P(F<=f) einseitig | 0,27110484 | |
| Kritischer F-Wert | 161,447639 | |

**Abbildung 41: Fisher´s Exakt Test der Altersverteilung zwischen Gruppe A und D**

# 9 Danksagung

Besonderer Dank gilt meinem Doktorvater Herrn Priv. Doz. Dr. med. G. M. Kaiser für die Initiative und Überlassung des Themas und insbesondere für die intensive Betreuung in allen Phasen der Arbeit.

Herrn Prof. Dr. med. A. Paul möchte ich für die Möglichkeit danken, diese Arbeit in der Klinik für Allgemein, Viszeral- und Transplantationschirurgie durchführen zu können.

Weiterhin besonders herzlich bedanken möchte ich mich bei Herrn Dr. med. M. Heuer für die engagierte, wissenschaftliche Begleitung des Projektes.

Dank auch an die Mitarbeiter der Intensivstationen und der Klinikleitung für die Kooperation bei der Datenerhebung. Des Weiteren ist die Unterstützung der DSO bei der Realisierung der Organspenden im Krankenhaus und der Bereitstellung einiger Daten und Grafiken hervorzuheben.

Schließlich bedanke ich mich besonders herzlich bei meiner Familie und meinen Freunden, die mich fortwährend unterstützt und mir Mut zugesprochen haben und damit motivierend zur Fertigstellung dieser Arbeit hinwirkten.

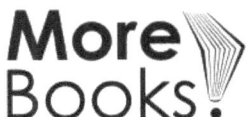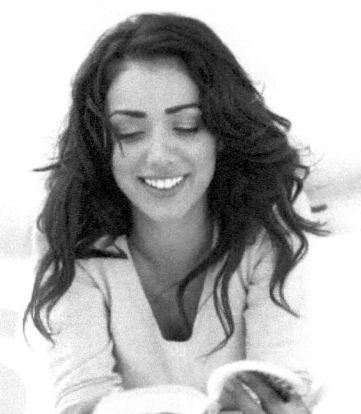

# I want morebooks!

Buy your books fast and straightforward online - at one of world's fastest growing online book stores! Environmentally sound due to Print-on-Demand technologies.

Buy your books online at
**www.morebooks.shop**

Kaufen Sie Ihre Bücher schnell und unkompliziert online – auf einer der am schnellsten wachsenden Buchhandelsplattformen weltweit! Dank Print-On-Demand umwelt- und ressourcenschonend produziert.

Bücher schneller online kaufen
**www.morebooks.shop**

KS OmniScriptum Publishing
Brivibas gatve 197
LV-1039 Riga, Latvia
Telefax: +371 686 204 55

info@omniscriptum.com
www.omniscriptum.com

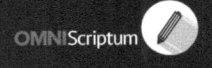

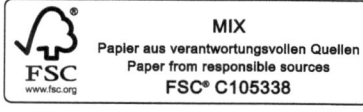

Printed by Books on Demand GmbH, Norderstedt / Germany